医养结合照护师实务培训

高 级

段 萱 主编

北京大学医学出版社

YIYANG JIEHE ZHAOHUSHI SHIWU PEIXUN（GAOJI）

图书在版编目（CIP）数据

医养结合照护师实务培训：高级 / 段萱主编． —
北京：北京大学医学出版社，2022.4
　　ISBN 978-7-5659-2596-2

　　Ⅰ．①医…　Ⅱ．①段…　Ⅲ．①老年人 - 护理 - 技术培
训 - 教材　Ⅳ．① R473.59

中国版本图书馆 CIP 数据核字（2022）第 020772 号

医养结合照护师实务培训（高级）

主　　编：段　萱
出版发行：北京大学医学出版社
地　　址：（100191）北京市海淀区学院路 38 号　北京大学医学部院内
电　　话：发行部 010-82802230；图书邮购 010-82802495
网　　址：http：//www.pumpress.com.cn
E - m a i l：booksale@bjmu.edu.cn
印　　刷：北京信彩瑞禾印刷厂
经　　销：新华书店
责任编辑：韩忠刚　孙敬怡　　责任校对：靳新强　　责任印制：李　啸
开　　本：787 mm×1092 mm　1/16　　印张：14　　字数：310 千字
版　　次：2022 年 4 月第 1 版　2022 年 4 月第 1 次印刷
书　　号：ISBN 978-7-5659-2596-2
定　　价：98.00 元

编写委员会

序

我国 60 岁以上的人口已超过 2 亿，已经进入老龄化社会，这将对我国社会经济与政治文化的发展产生深刻的影响。养老服务业已成为我国当前经济转型中的一项重大民生工程，积极推进医养结合型养老服务健康产业将推动我国的精神文明建设和经济发展。

《国务院关于加快发展养老服务业的若干意见》提出，到 2020 年，养老服务业在第三产业中的比重将显著提升，需要大批专业技术人才。照护师即是专业技术人才中的重要组成部分。照护师负责老年人的护理、慢性病照护及康复照护等工作，需要具有较高的专业技术素养。因此，我们应逐步培养出一支医养结合养老服务专业化、职业化的照护人员队伍。《医养结合照护师实务培训（高级）》教材应运而生，该教材具有科学性、实用性，填补了国内医养结合照护领域的空白。本教材共有七章，内容包括：大爱引航，点亮心灯；已老儿乐，认知老化；身心护佑，健康同行；运动相伴，延缓精彩；老有所安，快乐生活；衣食住行，品质生活；至亲至爱，在您身边。

该教材的特色是编写严谨、求实，编委会组织全体专家进行了深入浅出的教学实践研究。该教材的独特之处是框架顶层设计独具匠心，每一章都体现爱老、敬老的元素，每一节都体现了具有大爱的专业内容。该教材的精彩之处是全书体例的创新，每一节都以具有实用性的案例引导学习者进行理论与实际的学习。

我们相信，《医养结合照护师实务培训（高级）》教材将助力中国医养结合老年人专业照护质量的提升，将助力中国养老服务人才队伍结构的适宜性发展，将助力"健康中国 2030"工程发展目标的实现。

是为序。

2017 年 9 月

前　言

新年伊始，万象更新，医养结合照护领域传来新春的喜讯——《医养结合照护师实务培训（高级）》即将付梓，要与从业者们见面了。

近年来，医养结合养老服务模式在我国得到了蓬勃发展，得到了社会各界的广泛关注。《医养结合照护师实务培训（初级）》与《医养结合照护师实务培训（中级）》分别于 2017 年、2019 年相继问世，该丛书被应用于高等职业学校的学历教育及社会化职业培训中，为养老服务领域行业实践与职业教育的有机融合提供了引导与借鉴。

五年来，北京优护万家养老服务集团有限公司在此丛书的理论体系与技术指导下培养了一大批具备医养结合照护职业素养、服务理念与专业技术水平的复合型专业照护人才，为我国的医养结合模式发展提供了有力的人才支撑。北京优护万家将继续秉承"护佑万家"的创业初心，积极履行社会使命，不断总结实践经验，研发与医养结合职业技能相关教材。

《医养结合照护师实务培训（高级）》的编委会成员不仅具备医疗背景，同时具有养老服务机构运营管理及咨询培训的实践经验。组建编委会的目的在于使本教材既能够适应中国医养结合照护领域的实际情况，又能结合当前医养结合模式的发展趋势，保证知识体系与实践技能的先进性。

《医养结合照护师实务培训（高级）》既保证了丛书知识体系的一致性和系统性，又使知识体系得到了延伸与拓展。本教材包含医养结合相关政策、医养结合照护师职业发展与提升、医养结合照护师的培训指导、老年人心理照护、照护师压力的应对、老年人能力多维度评估、老年人常见慢性疾病的症状观察与用药、健康管理的非药物干预、康复照护概述、突发公共卫生事件、照护安全管理、营养照护、排泄照护、安宁疗护概述等内容。教材内容从职业技能、理念文化、政策法规等多维度出发，帮助从业人员理解和掌握医养结合照护的服务需求及管理要求。

本教材的编写得到了中国老龄工作委员会办公室、中国老龄产业协会医疗健康委员会，以及编写《养老护理员》的养老专家的大力支持，在此一并表示衷心的感谢！特别要感谢的是国家卫生部原部长黄洁夫先生在百忙之中为本书题写了序言。因医养结合模式的发展日新月异，本教材未尽之处有待不断完善，敬请读者批评、指正。

最后，衷心地希望本丛书能够成为医养结合照护从业者工作道路上的指路明灯，为中国千千万万的老年人及其家庭带去福音。

段　萱

目　录

第一章　大爱引航　点亮心灯——理念文化

第一节　医养结合相关政策

积极应对人口老龄化是国家的一项长期战略任务。国家统计局 2021 年第七次全国人口普查数据显示，我国 60 岁及以上人口已达 2.64 亿，占总人口的 18.70%。据估测，到 2040 年，中国 60 岁及以上人口约为 4.02 亿，占总人口的 28%。更为严峻的是，我国高龄老年人口与失能老年人口持续增加，预计到 2050 年，80 岁及以上的高龄老年人口将达到 1 亿。届时，中国半失能老年人口将超过 1 亿，完全失能老年人口将超过 2000 万。

为应对日益增速的老龄化进程，逐步改善与保障老年人的生活、健康、安全，以及参与社会发展的条件，我国出台了一系列规范性、引导性的政策，以达到老有所养、老有所依、老有所为、老有所学、老有所乐的目标。

学习目标

1. 能够了解现行医养结合政策的主要内容。
2. 能够理解医养结合政策的背景。
3. 能够运用医养结合相关政策指导实践工作。
4. 能够掌握医养结合相关政策的特点。

一、医养结合政策的背景

国家层面正式提出"医养结合"政策可追溯至 2013 年。在国务院办公厅出台的《关于加快发展养老服务业的若干意见》（国发〔2013〕35 号，以下简称《意见》）中，将"积极推进医疗卫生与养老服务相结合"纳入养老服务业发展的六大任务中，鼓励医疗卫生和养老服务的融合探索，此《意见》的诞生为后续其他政策奠定了坚实的基础。这一里程碑式重要文件的出台，强调了养老服务业的发展内涵和发展路径，为后续养老服务产业市场机制的形成提供了重要支撑。因此，业内人士也将 2013 年称为养老产业元年。

2016年5月28日，习近平总书记在中共中央政治局第三十二次集体学习时的重要讲话指出：人口老龄化是世界性问题，对人类社会产生的影响是深刻而持久的。我国是世界上人口老龄化程度比较高的国家之一，老年人口数量最多，老龄化速度最快，应对人口老龄化任务也最重。坚持党委领导、政府主导、社会参与、全民行动相结合，坚持应对人口老龄化和促进经济社会发展相结合，坚持满足老年人需求和解决人口老龄化问题相结合，推动老龄事业全面协调可持续发展。习近平指出，要着力完善老龄政策制度。要完善老年人权益保障法的配套政策法规，统筹好生育、就业、退休、养老等政策。要完善养老和医疗保险制度，落实支持养老服务业发展、促进医疗卫生和养老服务融合发展的政策措施。

《社会养老服务体系建设规划（2011—2015年）》提出了"以居家为基础、社区为依托、机构为支撑"的社会养老服务体系，养老服务从居家、社区到机构，全面覆盖；《"十三五"国家老龄事业发展和养老体系建设规划》中提到，"以居家为基础、社区为依托、机构为补充、医养相结合"的多层次养老服务体系初步形成，养老服务更加突出社区和居家养老，进一步强调了医疗服务和养老服务相结合的重要性；《中华人民共和国国民经济和社会发展第十四个五年规划和2035远景目标纲要》提出，"构建居家社区机构相协调、医养康养相结合的养老服务体系"，更加重视资源的整合，以及健康养老服务的衔接。

二、医养结合政策的发展

随着中国人口老龄化程度的加剧，失能、认知障碍老年人的比例不断增加，老年人养老与看病就医成为当前必须面对的双重综合性难题。近前来，国内养老行业在国家基本政策的普照下得以长足发展，基于实践经验的总结，医养结合有利于整合医疗资源和养老服务资源，为老年人提供综合性服务，对中国现阶段老龄事业和产业的发展具有现实意义。国内医养结合相关政策索引见表1-1-1。

（一）医养结合的政策发展历程

医养结合是为满足老年人多元化需求，将医疗资源和养老服务资源有机结合形成的新型养老服务供给模式，是在养老过程中，使医疗和养老协同发展的有效模式。2015年，世界卫生组织（World Health Organization，WHO）对健康老龄化的理念和理论提出了新的观点，国际社会自此在老年人整合照护、医养结合、长期照护领域的发展日趋完善。

医疗和养老服务的目的在于解决人们因疾病、失能带来的各种问题和障碍，实现医疗服务的可及性和连续性。近年来，社区医疗卫生服务体系在居民的疾病管理与治疗领域发挥了重要作用，但也暴露出一些诸如"看病难、看病贵"的短板和不足。我国自2013年开始推进医养结合服务体系建设，很多地区相继开展了重点针对失能人群的医养结合服务。《意见》中指出，积极推进医疗卫生与养老服务相结合，推动医养融合发展。各地要促进医疗卫生资源进入养老机构、社区和居民家庭。要探索医疗机构与养老机构合作新模式，医疗机构、社区卫生服务机构应当为老年人

表1-1-1　国内医养结合相关政策索引

序号	时间	发布机构	政策名称
1	2013年	国务院办公厅	《关于加快发展养老服务业的若干意见》
2	2013年	国务院办公厅	《关于促进健康服务业发展的若干意见》
3	2015年	民政部、发展和改革委员会、教育部等部门	《关于鼓励民间资本参与养老服务业发展的实施意见》
4	2015年	卫生和计划生育委员会、民政部、发展改革委员会等部门	《关于推进医疗卫生与养老服务相结合的指导意见》
5	2016年	民政部、卫生和计划生育委员会	《关于做好医养结合服务机构许可工作的通知》
6	2016年	民政部、发展和改革委员会	《民政事业发展第十三个五年规划》
7	2016年	国务院办公厅	《关于全面放开养老服务市场提升养老服务质量的若干意见》
8	2017年	财政部、民政部、人力资源和社会保障部	《关于运用政府和社会资本合作模式支持养老服务业发展的实施意见》
9	2017年	卫生计生委办公厅	《关于印发"十三五"健康老龄化规划重点任务分工的通知》
10	2019年	国务院办公厅	《关于推进养老服务发展的意见》
11	2019年	卫生健康委员会、民政部、市场监督管理总局等部门	《关于做好医养结合机构审批登记工作的通知》
12	2019年	卫生健康委员会、民政部、中医药管理局	《医养结合机构服务指南（试行）》
13	2019年	卫生健康委办公厅	《关于加强老年护理服务工作的通知》

建立健康档案，建立社区医院与老年人家庭医疗契约服务关系，开展上门诊视、健康查体、保健咨询等服务，加快推进面向养老机构的远程医疗服务试点。医疗机构应当为老年人就医提供优先优惠服务。

2015年，《关于印发全国医疗卫生服务体系规划纲要（2015—2020年）》（国办发〔2015〕14号）中首次提出了"推进医疗机构与养老机构等的合作，支持有条件的医疗机构设置养老床位，支持有条件的养老机构设置医疗机构，建立健全医疗机构与养老机构之间的业务协作机制"，对医疗机构和养老机构的协调发展提出了建议。中共中央、国务院在《"健康中国2030"规划纲要》中进一步提出"健全医疗卫生机构与养老机构的合作机制，支持养老机构开展医疗服务"。

《关于推进医疗卫生与养老服务相结合的指导意见》（国办发〔2015〕84号）指

出，加快推进医疗卫生与养老服务相结合，有利于满足人民群众日益增长的多层次、多样化健康养老服务需求，并重点强调保障特殊困难的失能、部分失能老年人的健康养老服务需求，迫切需要为老年人提供医疗卫生与养老相结合的服务。医疗卫生与养老服务相结合是社会各界普遍关注的重大民生问题。

2019年，国务院办公厅对养老服务工作进行部署，在《关于推进养老服务发展的意见》（国办发〔2019〕5号）中指出，健全市场机制，持续完善居家为基础、社区为依托、机构为补充、医养相结合的养老服务体系，建立健全高龄、失能老年人长期照护服务体系，强化信用为核心、质量为保障、放权与监管并重的服务管理体系，大力推动养老服务供给结构不断优化、社会有效投资明显扩大、养老服务质量持续改善、养老服务消费潜力充分释放，确保到2022年在保障人人享有基本养老服务的基础上，有效满足老年人多样化、多层次养老服务需求。

当前，随着经济社会的发展，以及人口老龄化等多重因素影响，出现了医养结合服务从业人员供不应求的现象。专业化人才缺口明显，无法满足老年人群的照护服务需求。国家中医药管理局发布的《关于促进中医药健康养老服务发展的实施意见》和《关于支持社会力量提供中医医疗和健康服务的意见》提出推动中医参与医养结合；《"十三五"全国卫生计生人才发展规划》则强调加强医养结合人才的培养；《关于印发国民营养计划（2017—2030年）的通知》提出，强化营养人才的专业教育和高层次人才培养，推进多部门协作机制，实现营养工作与医养结合服务内容的有效衔接。多措并举，为我国医养结合服务人员的培养奠定基础。

《民政事业发展第十三个五年规划》将医养结合纳入养老服务体系中，形成了"居家""社区""机构"3种养老方式并明确其功能定位。《工业和信息化部办公厅民政部办公厅国家卫生健康委员会办公厅关于开展第四批智慧健康养老应用试点示范的通知》（工信厅联电子函〔2020〕164号）指明了智慧养老方向，通过科技手段发展智慧养老是应对未来人口老龄化的重要突破口。

《民政部关于加快建立全国统一养老机构等级评定体系的指导意见》对发展机构养老、提升养老服务质量提出了明确要求，明确了养老机构的服务基本要求、服务项目与质量要求，以及服务评价与改进等内容。

国家卫生健康委办公厅《关于加强老年护理服务工作的通知》（国卫办医发〔2019〕22号）、《关于加强老年人居家医疗服务工作的通知》（国卫办医发〔2020〕24号）中提出，进一步增加居家老年人的医疗服务供给，精准对接老年人群多样化、差异化的迫切医疗服务需求。

在我国老龄社会背景下，医养结合是解决当前医养分离情况，实现"老有所养、病有所医"的重要措施。近年来，国家层面频繁出台了跨部门的综合性养老服务政策，为医养结合模式的发展提供了充分的政策支撑。但是在部门协调、职责运行上还面临一些困难，不能很好地实现资源的对接与整合。医养结合养老服务模式的发展不仅需要政策引导，还需要充分挖掘非政府组织、个人、社区、家庭等多元主体的参与，中共中央、国务院在《"健康中国2030"规划纲要》中提出了"鼓励社会力量兴办医养结合机构"。只有通过多方协作，才能确保医养结合养老事业的长久发展。

2019 年 11 月，中共中央、国务院印发了《国家积极应对人口老龄化中长期规划》（以下简称《规划》）。《规划》近期至 2022 年，中期至 2035 年，远期展望至 2050 年，是到本世纪中叶我国积极应对人口老龄化的战略性、综合性、指导性文件。《规划》的诞生意味着积极应对人口老龄化上升为国家战略。《规划》从 5 个方面部署了应对人口老龄化的具体工作任务。一是夯实应对人口老龄化的社会财富储备；二是改善人口老龄化背景下的劳动力有效供给；三是打造高质量的为老服务和产品供给体系；四是强化应对人口老龄化的科技创新能力；五是构建养老、孝老、敬老的社会环境。

2020 年 11 月，《中共中央关于制定国民经济和社会发展第十四个五年规划和 2035 年远景目标的建议》（以下简称《建议》）提出"实施积极应对人口老龄化国家战略"。经过 1 年的时间，该战略正式实施，说明了人口老龄化态势的紧迫，应对挑战的同时也给老龄事业和产业的发展带来了更多的机遇。

2021 年 3 月，中共中央、国务院正式发布《中华人民共和国国民经济和社会发展第十四个五年规划和 2035 年远景目标纲要》，提出："制定人口长期发展战略，优化生育政策，以'一老一小'为重点完善人口服务体系，促进人口长期均衡发展。完善养老服务体系，推动养老事业和养老产业协同发展，健全基本养老服务体系，大力发展普惠型养老服务，支持家庭承担养老功能，构建居家社区机构相协调、医养康养相结合的养老服务体系。加强老年健康服务，深入推进医养康养结合。加大养老护理型人才培养力度，扩大养老机构护理型床位供给，养老机构护理型床位占比提高到 55%，更好满足高龄失能失智老年人护理服务需求。"这是在 2020 年 11 月《建议》的基础上，进一步产生并展开描述的新政策，也体现了从 2019 年积极应对人口老龄化上升为国家战略，到 2021 年正式实施、逐步落地的进展。

（二）医养结合的服务模式概述

按照 2015 年出台的《关于推进医疗卫生与养老服务相结合的指导意见》，医养结合的服务模式可划分为 5 种类型。

1. 医疗卫生机构与养老机构合作机制　该模式是指医疗卫生机构和养老机构在现有的合作基础上，以双向转诊、远程会诊、预约挂号等方式满足老年人的医疗需求。

2. 养老机构开展医疗卫生服务　一般为在养老机构内部配备护士站、医务室等，为入住的老年人提供常见的医疗卫生服务，或在养老机构内部设置康复医院、护理院、老年医院等，为老年人提供专业的康复、护理、医疗等服务。

3. 医疗卫生服务延伸至社区、家庭　常由医院开办专门针对老年人的基层医疗卫生服务机构，为养老机构及社区老年人提供医疗卫生服务。

4. 社会力量兴办的医养结合机构　针对老年人的健康需求，通过市场化运作，开办医养结合机构，以及老年康复、老年护理等专业医疗卫生机构。

5. 医疗卫生机构与养老服务融合发展　常为医疗卫生机构转型为老年医院、老年康复医院、老年护理院等，或者在医疗卫生机构内设置老年病床或养老机构。

思考题

1．2013 年至今，我国医养结合相关政策的发展特征有哪些？

2．我国的医养结合服务模式有哪些？

3．我国的医养结合服务模式还有哪些短板？

（屠其雷）

第二节 医养结合照护师的职业发展与提升

根据中国职业规划师协会的定义，职业发展是组织用来帮助员工获取目前及将来工作所需的技能、知识的一种方法；其目的是在自己选定的领域里，在自己能力所及的范围内，成为最好的专家。医养结合照护师是在老龄化进程中成长起来的一支新型劳动力大军，是我国养老服务体系人才队伍的重要组成部分，是推进我国养老服务社会化的重要力量。专业的医养结合照护师是医疗卫生服务机构、养老机构、体检中心、健康管理公司、健康咨询公司、社区卫生部门等地的抢手人才。

学习目标

1. 能够了解我国医养结合照护师人才队伍建设的现状。
2. 能够理解医养结合照护师的职业提升方式，并不断提升自我。
3. 能够掌握恰当的人际沟通方式。

案例导入1

小宋，21岁，刚刚大学毕业，做医养结合照护师时间不久就丧失了干劲，觉得每天做的是照顾他人的工作，自己的才能无处施展。她问老师："不是说毕业后我们都是管理者吗？这现实与理想的差距也太大了。"

请思考：

小宋怎样才能实现自己的职业规划？

一、我国医养结合照护师人才队伍建设的现状

在"十二五"时期，我国人口老龄化、高龄化、空巢化和病残化程度不断加重，家庭规模日益小型化、单薄化，在急剧的社会变迁和陡增的养老压力下，养老机构成为不少老年人的选择。发达国家步入老龄化较早，在养老护理方面已积累了较为丰富的经验，并建立起比较科学、合理、成熟、系统化的管理服务体系，既能为失去生活自理能力的长者提供专业化的护理服务，又能对护理人员、照护师开展职业资格培训，形成了完善的职业等级制度。

近年来，养老问题得到政府及社会的广泛关注，相关部门做了大量工作。2020年，北京市为推进养老服务人才队伍专业化、职业化建设，提高养老服务人才队伍

整体质量，北京市民政局等多部门联合出台了《北京市养老服务人才培养培训实施办法》（以下简称《办法》）。《办法》中共包含18条内容，首次将岗位补贴与护理员职业技能等级挂钩，设立养老护理岗位奖励津贴，初级护理员、中级护理员、高级护理员、技师、高级技师分别每人每月给予500元、800元、1000元、1200元、1500元的岗位奖励津贴。

民政部数据显示，"十四五"期间，我国老年人口将突破3亿，将从轻度老龄化迈入中度老龄化。这一惊人的数据也同时引发思考，照料这么多的老年人已经不仅是个人和家庭的问题，更成为一个亟待解决的社会问题。医养结合照护师这一职业也应运而生，开始步入我们的视野。医养结合照护师被誉为"生命的经营师"，他们是老年人生活的护卫，养老服务的直接输出者。对此，民政部提出，到2022年年底，要培养、培训200万名医养结合照护师。正如习近平总书记指出的：我国已经进入老龄化社会。让老年人老有所养、老有所依、老有所乐、老有所安，关系社会和谐稳定。我们要在全社会大力发展老龄事业，让所有老年人都能有一个幸福美满的晚年。医养结合照护师作为养老行业的生力军，应肩负起这伟大而光荣的任务，不忘初心，牢记使命。

二、医养结合照护师的职业发展

为了推进养老事业的发展，国家、各省市相继出台了激励政策。2020年，北京市民政局为引导更多生力军加入养老服务行业，设立了毕业生入职奖励，按照本科及以上奖励6万元、专科（高职）奖励5万元、中职奖励4万元的标准，分3年发放入职奖励。2021年，山东省民政厅、财政厅印发了《山东省省级养老服务专项资金补助项目实施方案》，其中就包含高等院校、中等职业院校毕业生入职养老服务行业的一次性奖补项目。

我国老龄化进程晚、人口基数大、经济发展不平衡、受传统思想影响等一系列原因导致我国的养老机构发展良莠不齐，养老服务和提供服务的人员管理都存在较多问题。面对巨大的养老压力，养老照护人才队伍的建设深刻影响着中国的养老方式变迁格局，但养老照护人才"招不来、管不好、留不住"是常态。并且，养老照护岗位存在专业化程度低、劳动强度大、缺少认同感等"低配"的困境，导致最后留在一线工作的专业院校毕业生寥寥无几。很多毕业生也是感觉前途渺茫，并不认为自己是含着"金钥匙"的人才。

虽然我国医养结合人才队伍建设的现状严峻，但近几年来，随着医养结合照护人才培养力度的加大及政策优势，涌现了一批新生代养老照护从业人员。在了解医养结合照护师的职业发展之前，我们先来认识几位年轻照护师。

（一）照护师朱女士

朱女士2012年毕业于某医学院护理学系，一直从事养老服务工作。入职后，朱女士从实习生到自理区护士长，再到失能、认知障碍区护士长，工作逐渐游刃有余，获得长者和下属的赞誉，后来竞聘成为照护部副主任，目前是某知名养老企业照护部门的负责人。她说："虽然我年轻，但只要想做，照样可以成为公司的核心力量，身兼重任。"她永不服输的干劲还来源于对养老事业的热爱。的确如此，只要有坚定的信念，坚持下去，年轻人也能成为公司的核心力量！

（二）照护师冯女士

冯女士2012年毕业于山东某学院护理学系，随即投身于养老服务行业，其岗位从服务于长者的一线照护师到老年公寓的护士长；从老年公寓的护士长到培训主管；又从培训主管到养老驿站站长。每一次职业岗位的调整她都恪守初心，坚持兢兢业业地工作。尊老、敬老、爱老是她为老服务的动力，不断学习、探索先进服务技术和理念是她不竭毅力的源泉，在培养为老服务人才的征程中贡献自己微薄的力量是她奋斗的目标。

（三）照护师李先生

李先生毕业于某职业技术学院社区康复专业，是一名北京男孩。他曾在日记中这样写道：回首从事养老服务工作的这6年，可以用酸甜苦辣、五味杂陈来形容，面对同学、亲戚的不解，面对他人的嘲笑，我曾几何时想要放弃，但一路跌跌撞撞的成长让我走到了现在，找到了自己工作的乐趣。

李先生认为在工作中不仅要保持对养老事业的热情，更需要不断完善自己的专业知识。他叙述在职业生涯的发展中有这样的一件事情："有一位长者在参加活动时一直无精打采，该长者有偏瘫后言语障碍，无法表达哪里不舒服。刚开始我以为他是累了，就协助其上床休息，但长者一直流汗，我为他擦汗、扇风，情况也未有所缓解；根据长者流汗、全身无力的情况，我才反应过来，这位长者可能是发生了低血糖，于是呼叫护士为其测量血糖，血糖结果只有2.6 mmol/L，我们立即实施抢救。半小时后，长者血糖情况好转。我当时深深地自责，没能第一时间判断出长者是低血糖，也忽略了他有糖尿病史。对于患有糖尿病的老年人来说，尽管血糖一直控制良好，也会有发生低血糖的危险。好转后我一直守在长者床旁不忍离去，当时我感叹，养老行业真的不仅需要有爱心、有耐心，更需要有专业的知识做支撑。"坚持理论与实践相结合，我们身处的养老服务行业也会越来越光明。

（四）照护师薛女士

薛女士毕业于北京某学院老年服务与管理专业，从事养老服务工作6年余，其岗位从照护师到康复护理区主管，到失能长者照护区总主管，再到负责带教、培训实习生工作。薛女士照护的长者多为护理型长者，一路走来从最开始的小心翼翼，到现在可以将自己的护理技能与经验娴熟地用于处置可能的突发情况，并且可以将这些经验与年轻照护师分享。

薛女士说："养老照护工作已经成为我生活的一部分，照护长者并不仅是一份工作，更是一份成就。看到长者享受机构生活带来的乐趣时，看到卧床长者经过照护使不适的状态减轻时，看到临终长者不带有遗憾和痛苦安详离开时，我的付出得到了肯定，这些不是可以拿金钱来衡量的。"

她给我们分享了这样的案例：所在机构曾经接收了一位被医院下了4次病危通

知书的长者，长者骨瘦如柴、身体蜷缩，骶尾部有压疮，长长的指甲，皮肤像盔甲，脚背上有鱼鳞般的皮屑，攥紧的拳头里散发着臭臭的味道。当长者的手慢慢张开，我们透过有限的缝隙尽可能地清洁长者的手心，发现里面的皮肤已经溃烂。当看到长者的状况，我的心情特别的复杂，有愤怒，有心疼，也有压力，什么样的护工、什么样的家属能把长者照顾成这样，我们又能做到什么程度。这位长者在我们机构生活了1年多，我们为她改良了适老化的衣服，为她做了攥在手里吸汗、保持手心干燥的小棉圈。每一次的付出都是一种收获，看到长者越来越清洁，从刚开始入住时常闭着眼睛"啊啊"乱叫，到后来安静下来，偶尔能睁开眼睛看看我们，再到经常睁开眼睛能给我们一点回应，长者点点滴滴的进步对我们照护人员来说都是一种认可。

毕业生们都是怀着同样的理想加入照护行业的，只要自己努力，能够脚踏实地工作并在工作实践中不断积累经验并磨砺自己，职业发展的轨迹也将越来越清晰：

1. 管理方向　照护区主管、照护经理、院长、驿站站长，以及更多的行政类岗位。

2. 技术方向　高级技师、培训师、督导员、质量控制及标准化建设员等。

尽管从事养老服务工作会面对很多的困难与挑战，高难度的失能长者照护工作、得不到长者家属的理解、社会不认可、工作三班倒，甚至过年也不能回家与家人团聚，然而，当感受到照护工作带来的喜悦与成就时，一切都是值得的。照护师不会因为这份工作"发财"，但却获得了比财富更加重要的东西。

三、医养结合照护师的职业提升方式

（一）积极负责、专业高效的工作方式

1. 责任感的概念　积极负责不仅指行事的态度，还意味着人一定要对自己的行为负责。个人行为取决于自身的选择，而不是外在环境，人类应该有营造有利的外在环境的积极性和责任感。责任感在现代汉语词典中的解释是自觉把分内的事情做好的心情。责任感的英文表达是"responsible"，从英语构词法来说是"能够回应"的意思，即选择回应的能力。

案例

养老院有位长者食欲缺乏，中午只吃了一点食物，工作人员劝导他多吃一点，长者拿起包子就砸向了工作人员，而这个工作人员接住包子后开心地说："给我吃呀？太好了，谢谢您。"说完就吃起来，长者马上转阴为晴笑了起来，开始津津有味地和工作人员一起吃饭。

这位工作人员没有埋怨和责备长者，也没有抱怨，这是一种积极处事的心态，既达到了让长者进食的目的，自己的心情也没有受到影响。

作为一名医养结合照护师，知道自己应该具备责任感，并能负起责任，这对于高效的工作而言至关重要。

所有积极负责的人都深谙其道，因此不会把自己的行为结果归咎于环境、外界条件或他人。他们根据价值观有意识地选择接人待物的方式，不会因为外界因素或一时情绪激动而冲动行事。积极主动的人理智胜过冲动，他们能够慎重思考，选定目标，并将其作为自己行为的内在动力；而消极被动的人则相反，他们感情用事，行为易受环境或条件的驱使。积极主动的人并不意味着对外界刺激毫无反应，只不过他们会有意无意地根据自己的价值观来选择对外界环境、心理与社会刺激的回应方式。

2．培养积极负责、专业高效的工作方式

（1）确立目标，永远只专注于一个地方。《塔木德》中有这样一则故事，一个人来找犹太智者约瑟，看到约瑟正在树上摘苹果，便喊道："尊敬的约瑟，我有一个问题要问您。"

"我现在不能到树下回答你的问题，因为我今天受雇于这里的庄园主，时间是属于他的。"约瑟因为在树上说了一句话，影响了摘苹果，收工之后主动向庄园主提出扣除一部分工钱。由此可见，做事专注、精力集中也是犹太人的一个特征。

在人生的竞赛场上，没有明确的目标是不容易成功的。许多人并不缺乏信心、能力、智力，只是没有确立目标或没有选定目标，所以没有走上成功的道路。这道理很简单，正如一位百发百中的射手，如果他漫无目的地乱射箭，其结果是可想而知的。行动前应先确立目标，然后全力以赴终至成功。

（2）做事积极主动，不找任何借口。现实中我们经常听到这样的借口和抱怨，"如果不是……我本可以早点到的""我太忙了，没时间去做……""我们以前不是这样的……"。

有一个现实中的例子：一位照护师在照护长者的过程中，长者从椅子上跌落，致使髋骨骨裂。照护师向主管解释道"我感觉脚有些疼，就想坐到前面的沙发休息一下，结果刚一坐下，长者就自己从椅子上摔倒了。"（言外之意就是长者摔倒不是她的责任）

时间久了，所有的借口就成为了顺理成章的事情，成为推诿与拖延的理由，人们总是在思量自己的得失，挑剔别人的差错，尽量不承担责任，为确保自己的利益不受损害，找各种借口欺骗他人。但是机会就在寻找各种借口的时候悄悄溜走。

寻找借口唯一的优点就是把属于自己的过失掩盖掉，把自己应该承担的责任转推给他人。这样的人在企业中不会成为称职的员工，也不是值得企业期待和信任的员工，在社会上也不会受到信赖和尊重。

现实中不乏寻找借口的人，缺少的是积极主动、想尽办法去完成任务的人。这样的人身上存在一种负责、敬业精神，存在一种诚实的态度，存在完美执行任务的能力。

案例

有一年冬天，沃尔玛公司从美国北部收购了一大批苹果，可惜那年美国北部天气恶劣，连月的冰雪使交通瘫痪。运输途中的颠簸使大部分苹果表面都受到损伤。美国人向来对水果质量的要求很高，表面稍有斑点就不能上架销售。因此，沃尔玛的经营陷入了窘境。

这时一名员工提出了一个想法。人们都知道美国北部高寒地区的苹果最好，清脆爽口、香甜无比。但怎样鉴别高寒地区的苹果呢？我们何不打出这样的广告："因今年美国北部高寒地区连遭冰雪袭击，运输极其困难，致使所有的苹果表面都不完美。但这不影响它的味道，您可以借此鉴别。"

沃尔玛大胆采用了这个颇具个性的建议，短短几天，这批苹果竟被抢购一空。一个简单的创意把危机转化成了机遇。

思维意识会决定态度和行为，如果有意识仔细观察，我们会发现很有趣的现象（表1-2-1）。

表1-2-1　生活中思维意识决定态度和行为的现象

事实	借口	负责的态度
我原本就是这样做事情的	我天生这样，改不掉	我可以选择不同的做法
我已经无能为力了	受迫于环境和他人	试试看有没有其他的可能
她把我气疯了	是外界因素控制了我的情绪	我可以控制自己的情绪

（3）做事高效，能够及时完成工作。能高效、及时地完成工作的人多半是非常有责任感的人，责任感对于员工来说很重要，对公司和单位来说同样重要。一个缺乏责任感的人是不可能及时、高效完成工作的，也不可能获得赏识和重用。一般来说，培养责任感和及时、高效的工作能力要从小事做起。

（4）今日事今日毕，工作绝不拖沓。对于团队而言，一个人今天的工作没有完成，就会对团队中的他人造成影响。对于个人而言，每天有每天的工作量，如果今天的工作留给明天处理，就会逐渐堆积更多的工作，使自己陷入毫无头绪的循环中。

（5）凡事须提前做准备。俗话说"事前有准备，事后不狼狈"，此话不差。如果能在事前做好心理和物质准备，整理思路，就可以省去许多事后的麻烦。

（6）不要总麻烦他人。工作中需要互相帮助和互相协作，但是有一个前提，即自己独立。只有自己真正独立的人才能给予他人帮助、与他人协作。有的人在工作时总习惯找他人帮忙，自己能做的事情最好自己来做，经常麻烦他人的人会降低工作中的可信度。

（7）不要怕吃亏。吃亏是福，但凡在职场上闯荡多年的人都会逐渐了解到这句话的价值。因为吃亏真的能换来收获，只不过要以长远的眼光去看待。年轻人多花一点时间与精力去学习，让工作经历变成你的私人职场经验，当需要亮出筹码的时候，优胜劣败一眼即可看穿。因此，何必为多做些事情而斤斤计较呢？

（二）人际沟通

无论是在生活还是工作中，只要我们与他人相处就一定要接触到沟通。良好的沟通可以增进感情和信任，提高工作效率，营造和谐的人际关系。

案例导入2

吴奶奶今日病情突然发生变化。照护区主管慌张地向照护经理汇报："吴奶奶的家属说家里有事来不了，我应该怎么办？应不应送她去医院，要不要叫120呀？"

请思考：

以上沟通中存在哪些问题？

沟通在现代汉语词典中的解释是使两方能通连。沟通的主要目的在于维护关系、解决问题。沟通是人与人之间、人与群体之间思想与情感的传递和反馈的过程，以求思想达成一致和情感的通畅。人际沟通是指人们之间的信息交流过程，也就是人们在活动中彼此交流各种信息、思想和情感的过程。这种交流主要通过言语、表情、手势、体态，以及社会距离等来表达。

1. 沟通的三大要素　沟通是为了一个设定的目标，把信息、思想和情感在个人或群体间传递，并且达成共同协议的过程。它有三大要素，即：①要有一个明确的目标；②沟通信息、思想和情感；③达成共同的协议。

沟通就是信息传递与接收的行为，发送者凭借一定的渠道，将信息传递给接收者，以求对方完全理解发送者的意图。人际沟通既是人与人之间的交流，也涉及组织之间的交流。

2. 沟通的基本模式

（1）语言的沟通：语言是人类特有的一种良好、有效的沟通方式。语言的沟通包括口头语言、书面语言、图片或图形。我们在说每一句话时，使用不同的语调、音量和语速，对于他人的理解有很大影响。因为沟通所产生的影响有38%是来自声音，所以必须保证用声音为自己想要达到的沟通目标增色。

口头语言包括面对面的谈话、开会等。书面语言包括信函、广告、传真、邮件等。图片或图形包括一些幻灯片和电影等。在沟通的过程中，语言沟通对于信息、思想和情感而言，更擅长信息的传递。

（2）肢体的沟通：肢体沟通的形式非常丰富，包括动作、表情、眼神。其中，视觉影响占55%。身体姿势、手势、视线的接触，以及整体的体态与行为举止等都有助于产生即刻印象。人的举动和面部表情比所使用的词语影响力要强8倍，所以必须意识到肢体沟通的力量，并予以重视。

1）眼神交流。泰戈尔曾经说："一旦学会了眼睛的语言，表情的变化将是无穷尽的。"沟通时看着他人的眼睛而不是前额或肩膀，表明您的重视。这样做能使听者深感被尊重，也能防止听者走神，更重要的是，您树立了自己的可信度。

2）面部和手部交流。在谈话的过程中，也可以使用面部和双手发出信号。

3）真心的微笑（与之相对的是刻板的微笑，微笑并没有从眼神里反映出来）。真心微笑能从本质上改变大脑运作，使自己身心舒畅。同时，面带微笑使他人觉得您和蔼可亲，这种情感能立即促成信息的交流传达。

4）善于使用身体动作。视线的接触和表情构成了肢体沟通的大部分，但使用身体动作也有助于树立良好的印象。利用身体动作来表明自信的方法多种多样，均影响着一个人在他人心中的形象。

a．身体姿势：必要时，坐着或站立时挺直腰板给人以威严感。双肩垂下或跷二郎腿可能会使正式场合的庄严气氛荡然无存，但也可能使非正式场合的气氛更加轻松、友善。

b．身体距离：站得离人太近能给人以入侵或威胁之感。社交距离为1.25～2米；近距离（0.5～0.75米）是要好的朋友和亲密人之间的距离；远距离为0.75～1.25米。如果与人社交的距离不足1.25米，听者会因为对方过分靠近而产生局促不安的感觉，从而本能地往后移。反之，如果社交距离达2米以上，听者就会觉得不被重视。

不同的身体动作能为沟通的效果增色或减色。只要意识到上述事项，就能轻而易举地对自己的身体动作加以控制。在不同的场合使用一种或多种手势以加强自己的表达效果，确保用合适的视觉信号强化自己的语言信息。

3．沟通的分类　沟通按信息流动的方向可分为上行沟通、平行沟通和下行沟通3类。

（1）上行沟通：指与主管领导的沟通。如何与主管领导沟通是工作后必然面临的问题，沟通中要保持尊敬，不阿谀奉承，用一种不带偏见的正确认识和评价事物的方式。汇报工作时，要先讲结果，不必按工作过程的顺序汇报，因为领导的时间有限，应抓住主要结果进行汇报。

有时候我们认为问题很简单，答案并不难甚至非常明显。但是要注意，我们很容易从自己的角度想问题，忘了领导可能有不同的观点，所以与主管领导沟通之前最好先把问题想一遍，并谨记于心，这样可以防止"说话不经大脑"。

（2）平行沟通：指与同事的沟通。平行沟通要注意方式、方法，要保持真诚，不断完善自己的沟通技巧。例如，如果室友中有人吸烟，而恰好你不喜欢闻烟味，不恰当的平行沟通方式是怒气冲冲地对吸烟者说："你不能出去抽吗？弄得房间里乌烟瘴气的！"

此时，吸烟的人可能会反驳道："你真是多管闲事，这又不是你家，不愿意住别住呀。"

这样的沟通显然是无效的，既没有达到效果，又让大家心情都很糟糕。不如换一种方式沟通试试："嗨兄弟，你吸烟姿势太帅了，不过我从小不能闻烟味，下次麻烦你到窗户边，或者到室外抽好吗？"

（3）下行沟通：指与下级的沟通。与下级沟通要明确目的，我们经常会听到"我说的话你听不懂吗？"这类语句。与下级沟通要有同理心，永远保持尊重、礼貌的态度，要控制情绪、保持冷静。把目标分解，尽量让下级明白你的目的。

4．与长者进行有效沟通的技巧与原则　交谈是照护师和长者之间最主要的沟通方式，好的交谈可以得到长者的积极配合，令长者身心愉快，减轻照护师的工作压力。与长者的交谈要注重以下技巧与原则。

（1）尊重长者：交谈要在平等、和谐的关系中进行。在照护工作中，长者一方常处于弱势地位，因此，经常会出现照护师居高临下、长者被动服从的情况，这时，长者的信息往往不能很好地表达，产生沟通障碍。

例如：催一位长者去吃饭。

"到吃饭的时间了，您还在忙什么呢？赶紧去吃饭！"——居高临下的命令式交谈。

"王奶奶，咱们该去吃饭了，去晚了饭就凉了。"——平等交谈。

（2）有针对性地交谈：照护师和长者交谈是工作的一部分，应该有目的、有计划地进行。在交谈之前，照护师应做好充分的准备，明确交谈的目的、步骤、方式。考虑到长者的听力减退、反应能力减慢等问题，不要一次性说太多话。例如："王奶奶，今天天气特别好，又是中国的传统节日——端午节，下午咱们有集体活动，您早点起床，然后大家一起包粽子、吃粽子。"王奶奶只是配合地点头，说："哦，今天天气是挺好的，睡好了午觉去晒太阳。"

（3）及时反馈：在交谈的过程中应及时反馈，采用插话、点头肯定、表情回应等方式对长者的话进行应答。及时的反馈有利于交谈过程顺利进行，也有利于照护师和长者间的双向信息交流。另外，交谈中获得的信息也应及时整理、分析，并将有关内容反馈给长者，如昨晚没睡好的原因、最近腹泻的原因、饮食注意事项等。

（4）避免使用伤害性语言：伤害性语言可以代替劣性信息给人以伤害和刺激。如果这种伤害和刺激过强或持续时间过久，还会导致疾病或加重病情。

1）直接伤害性语言。包括对长者的训斥、指责、威胁、讥讽和使用长者最害怕听到的语言。例如："都说了让你好好坐着吃饭，怎么洒了这么多，都浪费了。"长者被责备后就会越来越没有信心自己进食。

2）消极暗示性语言。有时，照护师无意的言语会对长者造成严重的消极情绪。例如，有位非常受长者欢迎的照护师小王离职了，长者问："这几天怎么没见到小王呀？"照护师小李说："小王离职了，工作这么累，你们还整天不满意，说不定过几天我还离职了呢"。长者听了这话心里非常不舒服，一连几天都睡不好，产生自责（照护师因为我的原因离职了）、担心（熟悉的照护师都走了，新的照护师照顾不好我怎么办？）的消极情绪。

3）窃窃私语：长者本身多疑，又非常在意大家对自己的评价，有时，长者听到只语片言后会乱加猜疑，容易产生痛苦的情绪或严重的后果。

（5）善于运用美好的语言：美好的语言不仅使人听了心情愉快，感到亲切温暖，而且还有治疗的作用。照护师每天与长者接触、频繁交往，如果能注意发挥语言的积极作用，必将有益于长者的身心健康，大大提高照护服务水平。在临床照护实践中，应当熟练运用美好的语言。

沟通是一门很深的学问，需要我们在工作和生活中不断地总结、积累。我们还要明白沟通最重要的是真诚，如果没有了真诚，再多的技巧也是徒劳无补。

（三）团队合作

"精诚合作"是一些成功人士的座右铭。"人心齐，泰山移"，古人有云："能用众力则无敌于天下，能用众智则无畏于圣人"。我们深深懂得，单丝不成线，独木不成林，一燕难为春，百花竞凡尘。一个人的力量不足以撼动万物，一个人的言论不足以颠覆思想，一个人的智慧不足以改变人心。沙石是松散的，可它和水混合成水泥后却坚韧无比，这就是团队的力量。

案例

入住养老机构的王爷爷目前因脑梗死后遗症卧床不起，今日晨，照护师在协助王爷爷排便后弄错了翻身的方向，导致王爷爷的一侧皮肤产生压疮。于是护士长抱怨道："真是的，我们的照护师怎么尽是些不中用的人"，照护主管在护士长的身旁低头不语。护士长继续发脾气道："3年前王爷爷入住的时候还能使用助行器在走廊上走，但现在完全卧床不起，这都是照护师的责任。"王爷爷3年前是可以使用助行器在走廊上行走，但后来因为脑梗死后遗症导致肢体运动功能障碍，同时造成认知障碍，性格改变使人难以接近，身体功能逐渐衰退，最终导致卧床不起。

上述案例中，护士长这样的处事方法完全忽视了团队精神，照护师与医护人员应该共同合作。护士长本应该运用较高的专业知识对照护师进行指导，因此，对压疮的发生也应负一定责任。

在团队合作中，每一个成员都应有双赢的思维，要做到互相维护而不是互相拆台。双赢的思维是所有团队合作的基础，可以使大家相互学习、相互影响及共谋其利。双赢思维需要具有3个基本品德。

1. 诚信　我们应将诚信作为自己的价值观。如果我们在日常生活中树立明确的价值观，并能积极主动地以此为核心安排活动，信守承诺，就能够逐渐培养起自我和独立意识。如果我们不了解"赢"的真正含义及其与我们内心价值观的一致性，就不可能做到"赢"。没有了诚信这一基础，双赢不过是一种无效的表面功夫。

2. 成熟　这是敢作敢为与善解人意之间的一种平衡状态。如果一个人足够成熟，就会乐于聆听，善于沟通并勇于面对。"成熟就是在表达自己的情感和信念的同时又能体谅他人的想法和感受的能力"，这是赫兰德·萨克森年（Hrand Saxenian）教授多年研究得出的结论。

如果你认真研究那些用于招聘、升职及培训的心理测试，就会发现，不管它们的主题是个人意志/同理心平衡，还是自信/尊重他人平衡，抑或是关心人/关心任务平衡，其目的都是考察成熟度；而那些沟通分析和管理方式训练的评语或术语也是在衡量一个人在敢作敢为与善解人意之间的平衡能力。这种能力是人际交往、管理和领导能力的精髓，是产出/产能平衡的深度表现。敢作敢为的目的是拿到金钱，而善解人意可以保障其他参与者的长远利益，领导的根本任务就是要提高所有员工的生活水平和生活质量。敢作敢为和善解人意是双赢的必备条件，其间的平衡点是成熟的重要标志。

3．知足　即相信资源充足，人人有份。有些人会担心资源稀缺，认为世界如同一块大饼，并非人人得而食之，假如别人多抢走一块，自己就会吃亏。人生仿佛一场游戏，俗语说："共患难易，共富贵难。"见不得他人的成就，甚至对至亲好友的成就也会眼红，这都是"匮乏心态（scarcity mentality）"作祟。抱持这种心态的人，甚至希望与自己有利害关系的人灾难不断，疲于应付、无法安心竞争。他们时时不忘与他人比较，认定别人的成功等于自己的失败。纵使表面上虚情假意地赞许，内心却妒恨不已，唯独占有能够使他们肯定自己。他们又希望四周环境都是唯命是从的人，不同的意见则被视为叛逆、异端。

相形之下，"富足心态（abundance mentality）"源自于深厚的个人价值观与安全感。由于相信世间有足够的资源，人人得以分享，因此不怕与人共名声、共财势，从而开启无限的可能性，充分发挥创造力，并获得广阔的选择空间。

一个诚信、成熟、知足的人在人际交往中很少或根本不需要用到什么技巧。非双赢模式的人想要做到双赢，最好找到一个双赢模式的榜样或顾问，因为非双赢模式的人的身边常是同道中人，少有机会真正了解和体验双赢模式。

照护师更是一个需要团队合作的职业，照护师团队会在交班之前为长者摆放好体位、整理床单位、更换尿垫，检查长者常用物品是否不足并给予补齐，为交班者制造方便。试想，如果一位照护师只想着自己下班，当接班者上班时发现长者没翻身，翻身一看尿垫都浸湿了，去拿新尿垫发现没有了，会是怎样的心情？作为照护团队的一员，照护长者的过程中应随时观察长者的状态，有异常马上向医务人员汇报，让长者及时得到处理和治疗。团队协作中还需要注意，不要在长者及其家属面前说其他同事的坏话，或者评论团队中的成员。这种不利于团结的行为只能造成互相伤害。在团队中，你对双赢的态度越坚定、越真诚、越积极、越投入，你对他人的影响力就越大。双赢是能被人们在自己的生活中验证的原则，为团队谋福利会让自己得到更多，也会让团队获得更多。

 思考题

1．我们对自己未来的职业应该怎样规划？

2. 为了自己的职业规划，我们应该怎样去努力？

案例导入 1 答题要点

小宋怎样才能实现自己的职业规划？

答：照护师在刚进入岗位时应该脚踏实地，在工作中不断积累经验和成长，逐步实现个人职业规划。

案例导入 2 答题要点

以上沟通中存在哪些问题？

答：①汇报前，未先评估长者的情况，没有站在长者的角度分析病情变化该如何处理；②与领导沟通时，只站在自己的角度，慌张地抛出问题。应该逐步汇报一下目前遇到的问题，希望得到更好的解决办法，并得到领导的支持。

（荣恩慧）

高级医养结合照护师需要具备对初级、中级照护师开展培训与指导工作的能力。高级医养结合照护师应积极提升自身的培训与指导能力，对所在单位初级、中级照护师开展相关培训与指导工作。培训，从字面来看，就是对培训对象的培养和训练，主要通过培训需求评估、培训计划制订、培训实施过程设计、培训效果评价4项组织实施流程的实践，促进培训对象服务能力的提升，使其胜任岗位工作。指导则侧重于对指导对象的实践带教，通过指导，加强照护师将理论知识转化为实践经验的能力，提升其技能水平。

学习目标

1. 能够了解高级医养结合照护师开展培训与指导工作的素质要求。
2. 能够理解培训与指导的目标和原则。
3. 能够掌握培训与指导的组织实施步骤。
4. 能够运用常用的培训与指导教学方法。

案例导入

李琳，女性，28岁，老年服务与管理专业毕业，有6年养老行业从业经验，考取了中级医养结合照护师证书。近日，所在单位的负责人找她谈话，有意培养她成为高级医养结合照护师，对集团下属养老机构的照护师开展培训与指导工作。对于李琳来说，培训与指导工作是一个新的挑战。

请思考：

1. 李琳应如何开展照护师的培训与指导工作？
2. 应该采取什么方法进行培训与指导？

一、高级医养结合照护师开展培训与指导工作的素质要求

对初级、中级照护师进行培训与指导是高级医养结合照护师的主要职责之一。作为一名高级医养结合照护师，其定位不仅是照护者，更是培训者、指导者、组织者，甚至是管理者。因此，一名高级医养结合照护师的素质潜移默化地影响着其他照护师，对企业文化的传递、企业形象与声誉的维护起到重要作用。

（一）高级医养结合照护师开展培训与指导工作应该具备的职业道德

职业道德可以在对待养老服务事业、对待工作单位、对待其他照护师和长者的态度中体现。具体来说包括以下 5 个方面（图 1-3-1）。

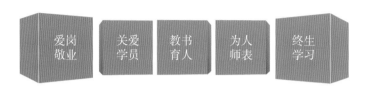

图1-3-1 培训与指导者应该具备的职业道德

1. 爱岗敬业 热爱医养结合照护事业，对服务对象有责任心，尽职尽责；以高度负责的精神认真对待培训与指导工作，耐心对待学员。

2. 关爱学员 平等对待和关心爱护学员，特别是针对一些基础较差、来自偏远地区且年龄偏大的学员，应做到不讽刺、不讥笑、不歧视，切身为学员考虑，帮助学员解决工作中的问题，共同成长。

3. 教书育人 遵循成人学习的规律，因材施教，注重培养学员的综合素质。

4. 为人师表 严于律己，以身作则。注重自己的言谈举止，言谈举止要文明规范，衣着大方、得体。

5. 终生学习 一名高级医养结合照护师要不断拓宽自己的知识视野，不断更新知识结构，不断提高医养结合服务专业素养和培训与指导水平。

（二）开展培训与指导工作的素质要求

培训与指导工作要求高级医养结合照护师自身具有为人师表的能力，不断进行自我锻炼、自我提升，以及通过努力达到培训、指导他人的水平和程度。具体来说，培训与指导工作的素质要求包括以下 4 个方面。

1. 思想政治素养 是最基本的素养，要求高级医养结合照护师应热爱养老服务事业，能够为人师表。

2. 知识与技能素养 是核心素养，具备知识与技能才能培训、指导其他员工。高级医养结合照护师应具备坚实的医养结合服务专业知识和文化知识，同时具备过硬的实践技术和水平。

3. 心理素质 良好的心理素质是进行培训与指导的保障，包括积极乐观的情绪、豁达开朗的心胸。高级医养结合照护师在培训与指导过程中应该始终保持乐观的情绪和愉快的心情，保证培训质量及水平。同时，良好的心理素质有助于应对培训过程中的突发事件或紧急情况。

4. 培训素质 培训素质需要高级医养结合照护师在培训与指导的实践过程中不断习得和提升，正所谓"教学相长"，通过对初级、中级照护师的培训与指导，高级医养结合照护师相对地也提升了自身教学水平。培训素质主要包括以下 6 个方面的能力，简称为"培训与指导六能力"，即培训需求分析能力、培训规划设计能力、课程内容萃取能力、教学资料制作能力、互动教学能力、培训效果评价能力（图 1-3-2）。

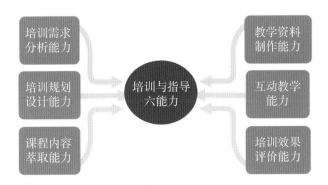

图1-3-2　培训与指导六能力

（三）实践指导的素质要求

1．操作规范　严格按照标准流程及操作规范进行实践操作。

2．动作标准　各项实践动作需要达到标准要求，以身作则。

3．示范准确　向学员示范操作时，要避免不规范操作，示范要准确，避免误导学员。

4．讲解透彻　学员的知识面有限，很多内容都不了解，所以在讲解的时候，要考虑到学员的情况及水平，耐心地讲解知识、解答疑问。

5．语言通俗　首先应避免使用方言，其次避免使用太多晦涩难懂的专业术语，尽量用简单浅显的语言将知识点、重点、难点讲解清楚，便于学员接受。

二、培训与指导的目标

（一）培养学员学会求知的能力

通过培训与指导培养学员学会求知的能力，重点培养学员掌握工作的方法，而不是获得知识本身。信息及知识的更新速度很快，而我们学习的知识内容又容易遗忘，因此，在培训过程中只传授知识是行不通的。培训与指导的目标更强调培养学员善于利用工作闲暇的碎片化时间主动学习和思考的能力。

案例

在某养老机构中，82岁的长者出现了压疮。机构管理者对照护师说："压疮的护理我们已经反反复复培训过很多次了，怎么效果就不好呢？"大家猜一猜，长者是哪里的皮肤出现了问题？长者因为长期鼻饲，带有胃管，是胃管和鼻部接触的部位出现了压疮，整个鼻翼破溃、凹陷近1/4。因此，作为管理者和培训者要反思培训的目的与出发点，不能为了培训而培训。关于压疮的培训，通常情况下，培训者会重点强调关注压疮的好发部位。照护师接受培训之后，在交班的时候会对一些重点长者、重点部位进行重点交接与查看，但却忽略了一点，身体受压的部位都有可能发生压疮。所以，培训的重点不是让照护师记住"压疮的好发部位"这一知识点本身，而是要培养照护师学会思考和判断、举一反三，通过压疮的概念与原因联系实际工作，凡是容易受压的部位都应该注意和预防损伤，从而降低压疮的发生率。

（二）培养学员学会做事的能力

培养学员学会做事的能力，即培养学员获得技能。例如，翻身扣背的技巧、移位的技巧、沟通的技巧等。学会做事已经不单是掌握某项职业的实际技能，而是要提高个人综合能力，包括人际交往能力、与他人共事的能力、管理和解决冲突的能力等，而这些能力更多地要在工作实践和人际交往中培养。同时，培训者的角色在职业培训领域也发生着改变，从原本单一的知识点培训者、操作演练者，转变为学习的激发者、组织者和引导者，在这个过程中教学相长，高级医养结合照护师将同时是老师和学生。通过培训、指导初级和中级照护师，进一步提升自身的专业能力与水平。

案例

长者张奶奶认知功能障碍，有一天找到照护师小李说她的钱包不见了，并非常肯定一定有人跑到她房间把钱包偷走了。小李跟张奶奶解释道："张奶奶，您不要冤枉人，没有人偷您的钱包，一定是您忘记放在哪里了。"张奶奶本来就很生气，一听小李这么说，更生气了，就产生了激越行为，扇了小李一巴掌，小李一气之下跑了出去，辞职了。同样的情景，如果是不同的照护师进行沟通处理，应该会有不同的结果。这就体现了照护师做事的能力，其中，沟通理念与技巧是做事能力的重要体现。

（三）培养学员学会共处的能力

学会共处的能力也就是团队协作、处理人际关系的能力。团队协作和处理人际关系的能力关乎一个照护师在工作时的情绪与心理。在很多时候，照护师流失不是因为个人能力问题，或者工作性质问题，而是人际关系没有处理好，导致照护师情绪不好，从而使工作状态不佳，带给长者的服务体验也不够理想。

案例

　　某养老机构的2名照护师上班时间在工作场所发生争执后矛盾激化，双方发生肢体冲突，置需要照护的长者于不顾。经调查，二人在平时生活中就有矛盾，人际关系处理能力、协作能力很差，以致矛盾在工作中爆发。以上行为不仅违反了规章制度，同时给养老机构带来了严重的负面影响。医养结合照护工作领域也是一个大的职场环境，培训与指导者不仅要培养照护师的操作技能，也要使照护师提高自我约束、自我控制的能力，形成团结友爱、和睦相处的氛围，只有这样，才能展现健康、向上的职业风貌，塑造良好的个人和企业形象。

（四）培养学员学会做人的能力

　　医养结合照护服务面对的服务对象是老年人，与他人相处、为长者提供服务要首先学会做人，树立服务意识，用责任心守护长者的健康。很多养老机构与长者发生纠纷的原因都是照护师责任心不够。因此，学会做人、勇于承担责任也要贯穿在培训与指导中。

三、培训与指导的原则

（一）教学相长的原则

　　教学相长的原意是：学的人通过学习知道自己的不足，教的人通过教学知道自己应突破的难点，然后都进一步钻研，无论学的人还是教的人都能通过教学的过程得到提高。医养结合照护培训也是如此。照护师通过培训和学习提高了服务能力，培训者也要谦虚地总结培训经验、优化培训方法、更新培训理念、挖掘培训需求，使得培训水平不断提高，最终达到进一步为医养结合照护服务提供理论知识与技术指导的目标。

（二）因材施教的原则

　　医养结合照护师的培训与指导不同于学校的教学，面对的学员多数是工作岗位上的成年人，他们的专业背景、文化程度、工作经验都不同。因材施教需要培训者首先了解培训对象，评估培训对象的现有能力，结合培训对象的文化程度、职业资格水平、工作经验等不同情况，制订相应的分级培训计划（图1-3-3），采取多元化的培训手段，达到"有教无类"的目标，即每一位学员通过培训，缩短了能力差距，提升了服务水平，达到养老机构的服务要求。

（三）"授人以渔"的原则

　　"授人以鱼，不如授人以渔"说的是"送给他人一条鱼能解一时之饥，却不能解长久之饥，如果想让他永远有鱼吃，不如教会他捕鱼的方法。"有鱼吃是目的，会捕鱼是手段。这句话说明，要想真正解决问题，不如传授给他人解决问题的方法。一

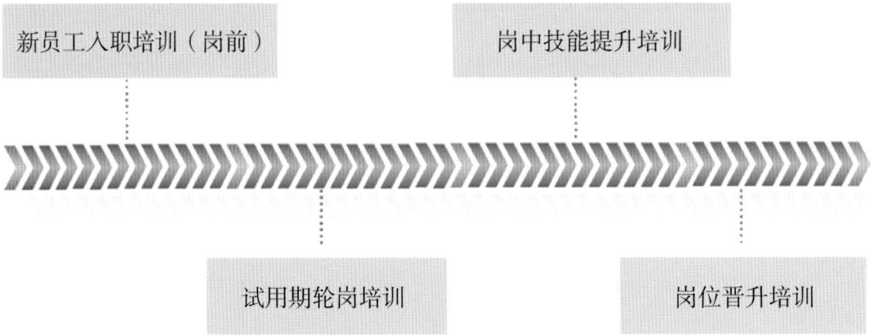

新员工入职培训（岗前）
岗中技能提升培训
试用期轮岗培训
岗位晋升培训

图1-3-3 分级培训计划示例

个称职的培训者，不但要向学员传授理论知识与技能，还要教会学员举一反三的方法，这就是“授之以渔”的原则。

（四）德育先行的原则

医养结合照护师的服务对象都是老年人，“老吾老以及人之老”，培养学员真正接受这份职业，养成尊老、爱老、敬老的职业品德是培训的重要目标之一。德育培训通过有目的、有计划地对学员进行思想品质、职业道德等方面的培训，让学员逐渐树立正确的职业观和价值观，真诚地热爱养老服务事业，全心全意为长者服务。一个人的操作技能可以通过不断的练习在短时间内得到提升，而德育培训应该从企业文化开始，融入到培训的始终，从认知到践行，逐渐把学员培养成为有觉悟的、主动提供医养结合照护服务的照护师。

（五）工学交替的原则

工学交替是高职院校人才培养模式的一种体现，这里所讲的工学交替是指在培训中要理论联系实际。传统的培训是理论培训和操作带教分开进行，这样的培训效果非常有限。可以尝试把理论培训按照学员的工作任务进行模块化分类，转移到学员的工作场所中，遇到问题及时培训，培训后立即进行强化实践，实践中遇到问题再进行培训，如此交替反复，使得理论知识转化为操作能力，为职业能力服务。

四、培训与指导的组织实施

培训与指导的组织实施包括培训需求评估、培训计划制订、培训实施过程设计、培训效果评价 4 个方面（图 1-3-4）。

培训需求评估
培训计划制订
培训实施过程设计
培训效果评价

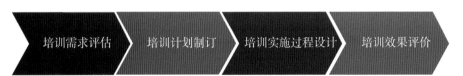

图1-3-4 培训与指导的组织实施

（一）培训需求评估

培训需求评估是组织实施培训的第一个阶段，其主要目的是对收集到的培训需求进行评估和分析，根据评估、分析结果确定培训的主题和内容，即解决"培训什么"的问题。需要从2个方面进行评估。

1. 用人单位的培训需求　培训的主要目的之一就是让学员胜任照护工作，满足用人单位的用人需求。因此，培训前首先要了解用人单位对该照护岗位的工作素质和职责要求。其次，要收集用人单位对学员培训的具体要求，例如，希望学员经过培训达到什么水平、加强哪方面能力、提高哪些素质等。

2. 学员的培训需求　包括学员的工作现状、实践能力、培训兴趣、培训愿望，以及学员期望的培训时间、培训方式等。全面了解了学员的培训相关信息，可以在制订培训计划的时候进行有针对性的设计，更加契合学员的需求。对于不同的照护师，培训需求定位可能不同，要注意针对不同的学员进行培训需求分析。例如，刚入职的照护师与工作多年照护师的培训需求会有差异，同样，初级与中级医养结合照护师的培训需求也不尽相同。

培训需求的收集方式有很多，例如，面对面访谈、调查问卷（表1-3-1）、集体讨论等，可以根据实际工作开展。

表1-3-1　学员的培训需求调查问卷

您好，本次调查问卷的目的是调查您在从事目前工作时的培训需求，为我们合理设置培训课程提供依据。调查问卷答案无对错之分，且不记名，请您根据实际情况填写。感谢您的支持！	
一、学员一般资料（请在符合您情况的选项序号上打"√"，或者在横线上填写具体内容）	
1. 性别：①男　②女	2. 年龄：＿＿＿＿岁
3. 文化程度：①小学及以下　②初中　③高中　④中专　⑤大专及以上	
4. 目前的工作：①初级医养结合照护师　②中级医养结合照护师　③高级医养结合照护师 ④其他（请列出＿＿＿＿）	
5. 从事目前工作的时间年限：＿＿＿＿年	
6. 是否参加过老年人照护知识与技能培训：①是（若是，参加过＿＿＿＿次）　②否	
二、学员培训需求调查（请在认可的答案"□"内打"√"，或者在横线/空格处进行简要表述）	
1. 您希望进行哪些培训？	□认知障碍老年人照护知识培训　□基础实践技术培训 □老年人常见慢性病知识培训　□老年人康复照护知识培训 □老年人急救技术培训 □其他：＿＿＿＿＿＿（请填写）
2. 您认为培训对自己有什么作用？	□开阔视野　□提高技能　□端正工作态度　□增加知识储备 □适应岗位工作需要　□为晋级做准备 □增加和其他同事的沟通机会　□其他：＿＿＿＿（请填写）
3. 您喜欢哪些培训方式？	□课堂讲授　□读书、自学　□典型案例分析　□现场演练 □看录像　□实际工作情景演练　□角色扮演　□讨论式 □其他：＿＿＿＿（请填写）

续表

4. 目前影响您参加培训的因素是什么?	□ 工作太忙，没时间参加培训 □ 这些课程对我的工作没用，浪费我的时间 □ 培训老师讲的都是理论知识，在实际工作中我用不上 □ 上级不重视培训 □ 讲课内容过多，讲课形式死板，吸引不了我的注意力 □ 培训老师的授课水平一般 □ PPT课件内容复杂，重难点不突出 □ 其他：_____（请填写）
5. 您希望培训时间段安排在	□ 周一至周五白天　□ 周一至周五晚上　□ 周六、周日 □ 其他：_____（请填写）
6. 您希望培训考核的方式为	□ 理论考试　□ 操作考试　□ 情景模拟考试　□ 随机抽查
7. 您对培训的意见及建议	

（二）培训计划制订

收集、分析培训需求后，就可以根据分析结果进行培训计划的制订了。一份完整的培训计划主要内容包括：培训目标、培训主题、培训讲义、培训方式、培训时间及地点、培训预算（图1-3-5）。

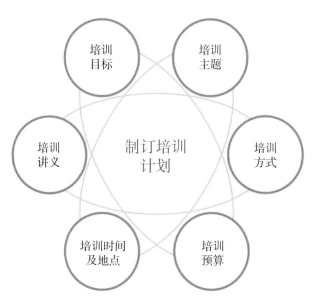

图1-3-5　培训计划的主要内容

1. 明确培训目标　培训应该制订明确的培训目标。培训目标是指通过培训，希望学员能认识、了解、掌握培训内容以解决实际工作中遇到的相应问题。培训目标可以分解成素质目标、知识目标、能力目标。培训目标的达成程度是衡量培训效果的"金钥匙"，因此，培训目标的制订要合理、可预期。避免过大、过空、不切实际的目标。

2．确定培训主题　收集到的培训需求信息是确定培训主题的依据之一，即能够确定是围绕学员的职业素养、专业知识，还是围绕技能操作开展培训。根据培训主题确定培训大纲。培训大纲包括培训内容、培训基本要求、实践指导环节要求、学时分配等，制订时要符合培训目标。

3．编写培训讲义　根据培训大纲确定的内容对培训讲义进行汇编和制作，目前常用的培训讲义形式是PPT，即一款常用的文稿演示软件。培训者可以根据自身工作经验和能力，结合专业相关的优秀教材编写培训讲义。

4．选择培训方式　培训方式可以根据实际需求来合理安排。例如，一线照护师因为班次原因，很难抽出大段时间参加集中培训，此时可以采用灵活的培训方式。一些理论知识可以录制成线上课程进行培训，方便一线人员利用工作闲暇的碎片化时间来学习。对于操作技能，培训者可以在一线照护师的工作过程中，通过照护查房、巡查等方式进行现场指导。

5．确定培训时间及地点　时间、地点应该在不影响一线人员工作的情况下灵活选择。

6．编制培训预算表　一次培训的开展或多或少会需要一些经费投入，例如，培训教材、教具的采购费用，以及讲义印刷费用、专家指导费用、可能产生的交通费用等。培训组织者需要在培训实施前编制适当的培训预算表（表1-3-2）。

表1-3-2　培训预算表

金额单位：元

序号	支出经费类别	支出金额	测算标准	测算基数	测算过程	备注
1	教材费					
2	教具费					附：教具采购清单
3	印刷费					
4	……					
	合计		—	—	—	—

负责人：　　　　　　　　　　　经办人：

（三）培训实施过程设计

1．培训教案的编写　明确培训目标和培训内容之后，就要进行培训实施过程的设计。培训实施过程的设计可以通过编写培训教案来集中体现（表1-3-3、表1-3-4）。培训教案包含培训目标、课时、培训重点和难点，培训方法、培训过程、培训资源与器材设备、板书设计等内容。

表1-3-3　理论培训教案

培训内容	照护师的职业道德	课时	4
培训时间	年　月　日	培训对象	初级、中级照护师
培训目标	1. 知识目标 （1）理解医养结合照护师的服务理念与任务 （2）掌握养老服务赋予医养结合照护师的基本责任 2. 能力目标 （1）能在为老服务中树立良好的职业形象 （2）能用所学沟通技巧为长者服务 （3）能用"自立支援"照护理念为长者进行各项服务 3. 素质目标 （1）养成良好的职业态度及奉献精神 （2）能牢固树立养老服务风险防范意识，依法进行服务 （3）能遵循养老服务的职业规章制度，做一名讲诚信的照护师		
培训重点和难点	培训重点：职业道德的概念 培训难点：对职业道德的坚守和依法照护的理解		
培训资源与器材设备	多媒体演示课件、图片		
培训方法	案例分析法、讨论法、演示法		
培训过程	1. 案例导入——不翼而飞的苹果　（45分钟） 　课前思考与讨论：照护师能吃服务对象的东西吗？ 2. 知识讲授——照护师的职业道德（60分钟） 3. 课堂练习——宣誓演练（10分钟） 4. 课堂小结——本节课的主要内容（10分钟） 5. 布置作业——如何理解誓词含义（5分钟）		
板书设计	详见多媒体演示课件		

表1-3-4　实践指导教案

培训内容	床上擦浴	课时	3
培训时间	年　月　日	培训对象	初级照护师
培训目标	1. 知识目标　掌握为卧床老年人实施床上擦浴的方法与注意事项 2. 能力目标　能够独立为卧床老年人实施床上擦浴 3. 素质目标　在为卧床老年人实施床上擦浴的过程中有爱心、有耐心，保障老年人的安全、舒适		
培训重点和难点	为卧床老年人实施床上擦浴的方法		
培训资源与器材设备	生活照护实训室、多媒体演示课件、视频、毛巾、水盆等		

续表

培训方法	讲授法、讨论法、示教与反示教法
培训过程	1. 新课导入——通过案例视频进行课程导入（5分钟） 2. 知识讲授（25分钟） （1）为卧床老年人实施床上擦浴的方法 （2）床上擦浴的注意事项 3. 操作演示——培训者演示为卧床老年人实施床上擦浴（10分钟） 4. 操作练习（90分钟） （1）学员为卧床老年人实施床上擦浴 （2）学员反示教，培训者进行指导 （3）学员继续练习 5. 课堂小结（5分钟）
板书设计	详见多媒体演示课件

2. 培训实施过程设计技巧　培训实施过程的合理设计就是将培训的知识点、重点、难点进行合理的安排，通过适当的培训方法将知识点组合、呈现。培训实施过程设计需要掌握一定的技巧与方法。

（1）内容导入：成功的内容导入能够承上启下，引起学员的注意并激发学习兴趣。将学员不知不觉地引入问题情境中，为完成培训任务打下良好的基础。内容导入方式有案例导入、经验导入、问题导入、演示导入等。内容导入的案例和问题能够激发学员参与培训的积极性和主动性，激发学员寻找答案的迫切愿望，提高培训的效果。

（2）课堂唤醒：课堂唤醒不是指在培训过程中看到有人睡觉需要把他叫醒，而是一种形象的说法，指在培训过程中，适时激发学员兴趣和提高学员注意力的方法。有研究表明，当培训进行到15～20分钟之后，学员的记忆效果会逐渐下滑、越来越差，这时就需要培训者设计一个课堂唤醒环节，经过课堂唤醒，显著提高授课效果。课堂唤醒的方式有很多，如提问、游戏、讨论、语音及语调的变化，或者眼神的交流等，都能提高授课的效果。

（四）培训效果评价

培训结束后要对培训效果进行评价，以此来检验培训的有效性。通过效果评价总结不足，不断改进培训内容。培训效果评价的方法包括反应评价、学习评价和行为评价。

1. 反应评价　最常用的方式是培训者在培训结束后组织学员填写《培训效果评价表》，对培训者、培训内容、培训形式、培训感受等进行即时评价（表1-3-5）。

2. 学习评价　对于学员的学习效果进行评价，可以由培训者组织开展理论、技能测试，或者让学员撰写培训心得等。

3. 行为评价　对于在试用期内的新员工，部门负责人结合其对公司企业文化的理解，对其岗位的适应、任职情况进行评估。对于在职员工，部门负责人在培训结

表1-3-5　培训效果评价表

评价内容	极差 1	差 2	稍差 3	普通 4	尚佳 5	佳 6	极佳 7
1．关于培训内容							
A．对学习到的新知识、新观念、新技巧等内容的满意程度							
B．培训内容的实用性							
C．对于今后工作的启发程度							
D．对于掌握更好的解决问题之方法的助益程度							
E．达到课程目标或接近个人需求目标的程度							
2．关于培训者							
A．与培训主题相关之专业能力							
B．培训的准备工作（PPT的质量等）							
C．培训实施过程设计的条理性							
D．口语表达能力（如清晰度、准确性等）							
E．激发学员的参与与学习积极性方面							
F．对时间的掌握、控制情况							
G．必要的回顾与总结							
H．鼓励提问并耐心解答的能力							
3．关于学员感受							
A．综合感觉							
B．获益程度							

详述（知识、观念、技能、技巧）：

C．得到的启发或心得体会：

D．建议（如希望参加的培训类型、对培训组织形式及其他培训相关工作的建议等）：

填写人签名：　　　　　部门：　　　　　职位：　　　　　时间：

束后的3～6个月对其工作改善情况进行评估。

五、培训与指导教学方法介绍

培训与指导的方法有很多，没有哪一种方法是最好的。一个培训主题可以采用多种培训方法，多样性的培训形式一般更能激发学员的学习兴趣。常用的培训方法有讲授法、讨论法、演示法、角色扮演法、案例分析法、现场指导法等，要结合学员的学习习惯及具体培训内容选择合适的培训方法，同时配合使用多媒体演示课件和培训讲义确保一定的培训效果（图1-3-6）。

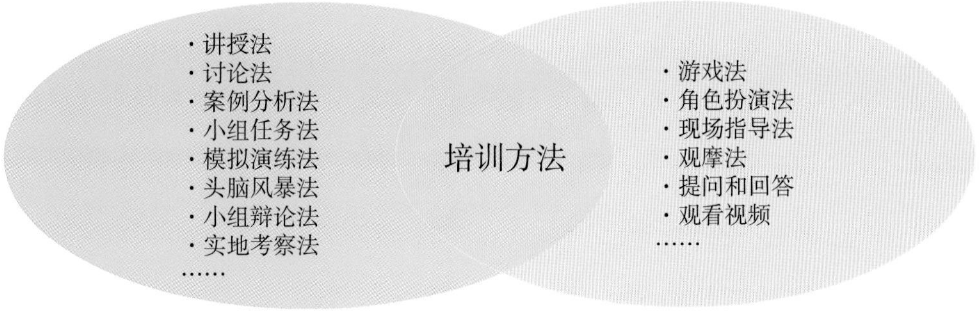

·讲授法
·讨论法
·案例分析法
·小组任务法
·模拟演练法
·头脑风暴法
·小组辩论法
·实地考察法
……

培训方法

·游戏法
·角色扮演法
·现场指导法
·观摩法
·提问和回答
·观看视频
……

图1-3-6 培训方法

（一）讲授法

适用于集中性的理论培训课程，能够在短时间内传授大量的理论知识，培训者易于掌控培训进度。但讲授法的局限之处在于学员的参与机会较少，记忆效果不明显。因此，也需要在讲授的过程中进行一些技巧性的设计，如上面谈到的内容导入、课堂唤醒。

（二）现场指导法

现场指导法又称带教法，是实践培训的重要方法。现场指导法需要培训者具备扎实的实践能力，操作规范，并能够详细地向学员说明如果不按照规范进行操作的后果，也可以多融入一些案例，加深学员的印象，让学员增加实践经验，提升照护风险意识。在进行现场指导的时候，培训者要鼓励学员多动手、多练习，对于工作经验少、技能操作能力稍差的学员不要一味地批评，要多给予肯定与鼓励，增加其信心。

 思考题

1．一份完整的培训计划主要包括哪些内容？

2．如何对培训效果进行评价？

案例导入答题要点

1．李琳应如何开展照护师的培训与指导工作？

答：培训与指导的组织实施包括培训需求评估、培训计划制订、培训实施过程设计、培训效果评价4个方面。

2．应该采取什么方法进行培训与指导？

答：培训与指导的方法有很多，没有哪一种方法是最好的。一个培训主题可以采用多种培训方法，多样性的培训形式一般更能激发学员的学习兴趣。

常用的培训方法有讲授法、讨论法、演示法、角色扮演法、案例分析法、现场指导法等，要结合学员的学习习惯及具体培训内容选择合适的培训方法，同时配合使用多媒体演示课件和培训讲义确保一定的培训效果。

（姚晓芳）

第二章 已老儿乐 认知老化——基础知识

第一节 老年人心理照护

人的身体就像一辆汽车，在岁月的行程中功能悄悄地发生改变，日积月累，终有一天会发现有些零件已无法使用，需要维修保养汽车才能正常行驶。同样地，随着年龄的增长，老年人会不同程度地体验到身体的感知觉灵敏度、记忆和认知功能等都发生了改变，一些慢性病也会相伴来扰，让人产生消极情绪，甚至出现焦虑、抑郁。此时，如果具备足够的老年人心理健康知识，照护师就能对其身心加以合理的照护，取长补短，提高老年人的生活质量。

学习目标

1. 能够了解老年人的心理特点。
2. 能够掌握老年人心理问题评估与干预的方法。
3. 能够识别老年人常见的心理问题。
4. 能够运用老年人心理照护方法帮助老年人缓解不良情绪。

案例导入

何老，男性，70岁，2年前间断出现胸闷、气促，爬楼时跌倒晕厥，医生检查发现"心房颤动"，行药物治疗后心律恢复正常，诊断为冠心病。出院以后，何老仍常出现胸部疼痛，持续时间可长达1小时，并常感疲乏，走路困难，食欲缺乏，经常失眠，睡眠质量差，去医院做过几次心电图检查，并没发现什么异常。

请思考：

1. 何老是否需要心理上的帮助？
2. 可以为何老提供的心理照护有哪些？

一、老年人的心理特点

（一）感知觉老化

感知觉是最初级的心理活动，是复杂心理活动的基础。人们主要通过 5 种感知觉与外界进行接触，包括视觉、听觉、味觉、嗅觉和皮肤感觉。这些感知觉随着年龄的增长会发生老化，以下将重点介绍视觉和听觉老化及其对老年人产生的影响。

1. 视觉老化　我们常看到老年人使用的表情包有这样的特点：字号偏大、颜色鲜艳、饱和度和对比度较高。这其实与老年人的视觉特点有关。字号偏大是因为老龄阶段会出现散光和老视等视力问题；颜色鲜艳、饱和度和对比度较高是因为老年人对颜色的感知觉相较于年轻时发生了较大变化。晶状体在 40 岁后开始变黄，老年人就像戴着一个黄色的太阳镜，受影响最大的是蓝色和绿色，在老年人的世界里，蓝色和绿色变得很不明显，一切事物看起来都是黄褐色的。因此，饱和度和对比度较高的颜色对于老年人才比较鲜明、容易辨认（图 2-1-1）。

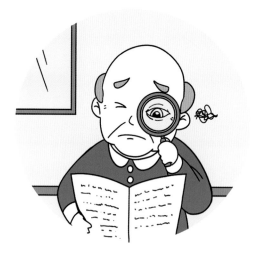

图2-1-1　视觉老化

除了视力减退外，老年人视觉的变化还表现为对弱光和强光的敏感性降低，即"暗适应""明适应"的时间延长。强光照射会导致视物模糊，但老年人比年轻人需要更长时间才能从这种强光刺激中恢复过来。

2. 听觉老化　在日常生活中，我们会发现老年人的电视、手机音量很大，他们说话的声音也很大，而自己却浑然不知；老年人好像不愿听别人说完话，总是"打岔"。这些现象主要是由老年人听力下降造成的。人对于高音调声音间差别的识别能力会随着年龄的增长而下降，这种变化趋势在 55 岁后会更加明显。老年人不仅对音调的识别能力下降，对于音量的识别能力也会下降。例如，同样音量的声音，年轻人很容易能听清内容，而老年人对声音的识别较困难。尤其是在嘈杂的环境下，老年人想要听清别人说的话会变得更加困难。听力下降也会影响老年人对声音方向的定位。在判断某个声音的发出位置时，依靠的主要是双耳感受到的刺激在时间和强度上的差异。由于老年人听觉能力下降，对声音在时间和强度上的差异判断常出现偏差，因此难以辨别声音的来源。所以在日常生活中，老年人的手机铃声响起时，他们可能没办法准确地根据铃声来找到手机。类似的情况还有很多，听力的下降会给老年人带来日常生活上的困扰。

耳鸣是老年人常出现的听力障碍。出现耳鸣现象的老年人会听到类似高频的铃声或口哨声。有的老年人形容耳鸣就好像有一只知了在耳中叫个不停，持续不断、让人不得安宁，而且几乎不可能"关掉"。因此，耳鸣常影响老年人的睡眠质量和生活质量，进而影响身体健康。

（二）认知老化

认知能力主要包括注意力、记忆力、智力和问题解决的能力等。以下将重点介绍记忆力老化和智力变化特点。

1. 记忆力老化　人类的记忆按照时间长短可以分为短时记忆和长时记忆。老年人的短时记忆相比长时记忆保持得更好。例如，让老年人听一遍8位的电话号码后立即背出来，正常老年人可以做得和年轻人一样好。而老年人的长时记忆会表现出明显的衰退。以老年人购物为例，在去超市之前，明明在脑中已经列出了购物清单，但到了超市之后，仍然会忘记购买一些东西。这是因为尽管已在脑中列好了清单，但到按照清单挑选货物的时间较长，很多信息在这个过程中就被遗忘了。所以老年人在日常生活中，最好把需要记下的事情记在随身携带的本子上，以便及时查看（图2-1-2）。

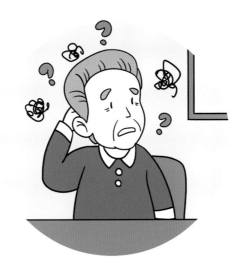

图2-1-2　记忆力老化

记忆按照内容还可以分为陈述性记忆和程序性记忆。老年人的程序性记忆相比陈述性记忆保持得更好。例如，对于陈述性记忆来说，儿时我们背诵了20首唐诗，到了老年阶段也许只能记起两三首；对于程序性记忆来说，年轻时我们学会骑自行车、系鞋带、弹奏乐器等关于身体动作的记忆，到老年阶段依然可以保持良好。

2．智力变化 老年人容易感到自己不如以前聪明，在现实生活中也经常看到老年人忘东忘西，在室外辨别不清方向。年轻人说话快时，老年人会反应不过来。这些现象似乎印证了人们通常对老年人智力衰退的一般看法。那么，人变老后智力真的会衰退吗？

心理学家通过大量的研究发现，智力是由不同成分构成的。而不同成分智力的发展轨迹在一生中又互不相同。心理学家雷蒙德·卡特尔认为，智力可分为流体智力和晶体智力。流体智力是不依赖于文化和知识背景学习新事物的能力，如记忆和推理能力；而晶体智力则与知识积累和经验有关，如常识、词汇理解。两种智力在青少年阶段前都随年龄的增长而不断提高。在老年阶段，由于脑神经功能衰退，流体智力会受到较大的影响。随着年龄的增长，反应能力变慢、记住或学习新知识变得困难，这些实际上是我们流体智力下降的表现。而晶体智力在成年之后，非但不会下降，反而会继续缓慢增长。例如专业技能、日常问题解决能力，乃至洞悉人情世故的能力，都是和知识积累、经验、阅历息息相关的晶体智力，不会随着年龄的增长而下降。因此，不能只看到老年人智力衰退的一面，也要看到其发展的一面（图2-1-3）。

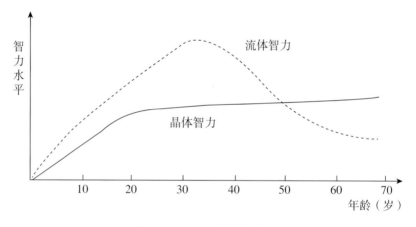

图2-1-3 智力变化的年龄特点

知识链接

锻炼有助于脑健康

日常的身体锻炼对老年人智力有保护作用，建议老年人每天坚持适度的身体锻炼。此外，手部活动对于保持认知功能、缓解消极情绪有着神奇的功效。老年人在茶余饭后可多活动手指，做一做手指操。例如"点兵点将"，具体做法为：用拇指轻轻叩击示指1下，然后叩击中指2下，接着叩击小指3下、叩击环指4下，做完1组之后从头开始循环进行，每天坚持做10组。做手指操不仅是在简单地叩击手指，同时也在叩击大脑中的相应反应部位，就像按摩一样，可以缓解脑部疲劳。

（三）情绪变化

情绪是人们对客观事物产生的态度体验，它的产生和人们的需要能否得到满足息息相关。能够满足人们需要的事物会使人产生肯定或积极的情绪，如感到高兴和幸福等；而不能满足人们需要的事物则会使人产生否定或消极的情绪，如感到厌恶、恐惧和愤怒等。老年人的情绪有哪些特征呢？

1．老年人情绪体验比较强烈而深刻　许多人可能有这样的经历：在与多年未见的爷爷、奶奶相聚时，会看到他们控制不住自己强烈的喜悦而流下泪水，这种喜悦可以持续很久，而再次与他们分别时，爷爷、奶奶则常因强烈的悲伤而留下泪水。这便是老年人强烈而深刻情绪体验的体现。

2．老年人较容易产生消极情绪　老年人的消极情绪主要是由各种"丧失"激发的。例如，老年人在退休后可能会丧失原本的社会地位，随着身体的老化可能会丧失原本的体力和健康，在生命旅途中可能会丧失配偶和老友，这些"丧失"都可能激发老年人的消极情绪。

3．老年人有较好的情绪控制能力　虽然老年人较容易产生消极情绪，但老年人的情绪特征依然有许多优势。一项为期23年的研究发现，积极情绪，如兴奋、有趣、自豪及成就感倾向于在老年期保持稳定，或者只是轻微地减弱。这说明老年人在老化的过程中也会保持情绪的稳定。另外，由于老年人具有较为稳定的价值观和较强的自我控制能力，所以日常生活中老年人群发生的人际冲突较少，即便发生了冲突，双方也常以相互退让的方式解决。

（四）性格变化

人在逐渐变老的过程中，其性格特征也会发生改变（图2-1-4）。

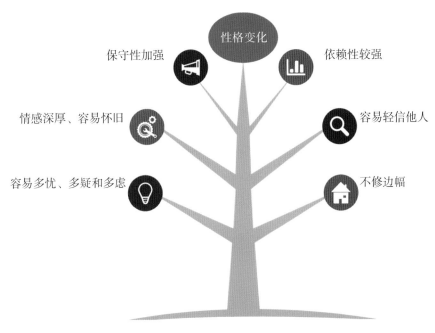

图2-1-4　老年人的性格变化特征

1. 保守性加强 老年人对于先前形成的观念和习惯有较强的保持倾向，同时适应能力可能会减弱。所以有时我们会感受到老年人缺乏灵活性，性格执拗，对一些事物坚定不移地相信甚至有些偏执。

2. 情感深厚、容易怀旧 对过去美好时光的怀念是老年人的共通性格特点。我们常会看到老年人花很多时间回忆过去的经历，喜欢对年轻人讲过去的成就和荣誉。

3. 容易多忧、多疑和多虑 我们可能会看到老年人变得怨天尤人、爱发牢骚，也可能会看到老年人过分担心自己的身体健康状况、过分担心子女的安全等现象。

4. 依赖性较强 例如，老年人就医的时候或去不熟悉的地方希望能有亲人的陪伴，这样才能让他们安心。

5. 容易轻信他人 尤其是在购买保健品、家人健康和理财方面容易受骗。

6. 不修边幅 有些老年人可能会变得不修边幅，甚至邋遢；有些老年人还会喜欢收集废品，储存一些看似没用的东西而不舍得丢掉。

需要注意的是，以上所说的特征主要是老年人区别于其他年龄段的一般特征。事实上，不同老年人之间的性格差异非常大。有些老年人可以保持独立的性格，独自去长途旅行，有很强的适应能力；还有些老年人仍然不断钻研、不断学习，培养广泛的兴趣爱好，表现出积极向上的性格特征。

（五）社会适应特征

我们常听到老年人这样调侃自己："老喽，跟不上时代喽！"在调侃的背后，我们能感受到老年人的无奈。我们也会看到有些老年人依然能很好地与时代接轨，例如，清华大学95岁的张礼教授通过网络授课的形式给学生讲解量子力学；钟南山院士80多岁的高龄依然坚守在工作一线，与国际医学界交流思想。我们把人们和社会环境相互作用达成协调关系的过程和状态称为社会适应。我们在生活中可以看到，有些老年人能够跟上时代的步伐，也有些老年人会出现许多社会适应问题。例如，有些老年人可能因为身体健康问题而感到生活难以自理；有些老年人可能不适应由年龄增长带来的角色转变，不习惯别人把自己当成老年人。

但应注意，老年人在社会适应方面存在非常大的个体差异。一项覆盖多省市的社会调查显示，年龄并不是判断老年人社会适应水平的直接因素，相当多的老年人并不在社会适应方面感到困难，许多老年人具有良好的生活自理能力，也能够很好地适应社会的变化。老年人的身体状况、经济状况和社会适应能力密切相关。简单来说，身体状况、经济状况越好的老年人会感到越容易适应社会。

二、老年人心理问题评估

老年人心理问题评估可以协助照护师掌握老年人的心理健康状况，为照护服务工作奠定基础。照护师应通过系统性评估老年人的精神状态和心理过程，判断老年人是否有精神／心理障碍及其严重程度，以指导照护服务过程中的及时转诊。

（一）老年人心理健康标准

根据国内外心理学家对老年人心理健康标准的研究，结合我国老年人的实际情况，健康、积极的老年人符合以下几方面的判定标准。

1．能够较好地适应老年生活。

2．热爱生活，喜欢运动。

3．情感反应适度，意志力表现较好。

4．人际关系协调能力佳，家庭和睦。

5．认知功能良好。

6．有与年龄相称的心理状态。

（二）心理问题分级

根据刺激性质、反应持续时间、反应强度和反应是否泛化，可将心理问题分为一般心理问题、严重心理问题和神经症性心理问题等，一般心理问题和严重心理问题的区别列于表2-1-1。

表2-1-1　一般心理问题和严重心理问题的区别

	一般心理问题	严重心理问题
刺激性质	因现实生活问题、处事失误而产生内心冲突，并体验到如厌烦、后悔、懊丧、自责等不良情绪	较为强烈、威胁较大的现实刺激。不同原因引起的心理障碍，分别体验到不同的痛苦情绪，如悔恨、冤屈、失落、恼怒、悲哀等
反应持续时间	不良情绪不间断持续满1个月或间断持续2个月，不能自行缓解	不良情绪间断或不间断地持续2个月以上、半年以下
反应强度	不良情绪反应在理智控制范围内，能始终保持行为不失常态，能基本维持正常生活和社会交往	遭受的刺激强度越大，反应越强烈。在多数情况下，有短暂的失去理性控制行为；随着时间延长，痛苦逐渐减弱；依靠自然发展或非专业性干预难以缓解；对正常生活和社会交往有一定影响
反应是否泛化	不良情绪仅被最初事件激发，与最初事件类似、相关联的事件不会引发此类不良情绪	不良情绪不但能被最初事件激发，与最初事件类似、相关联的事件也可以引发此类不良情绪，即反应被泛化

1．一般心理问题　由现实因素激发，持续时间较短，不良情绪反应在理智控制范围内，不严重破坏社会功能，情绪反应尚未泛化。

2．严重心理问题　由相对强烈的现实因素激发，是初始情绪反应剧烈、持续时间长、情绪反应充分泛化的心理不健康状态。

3．神经症性心理问题　状态已经接近神经衰弱、神经症，或者是它们的早期阶段。有时也把有严重心理问题但没有严重的人格缺陷者归为这一分级。

在具体操作中，照护师要结合引发因素的刺激性质、反应持续时间、反应强度，以及反应是否泛化来判断老年人是属于哪一级别的心理问题，并在此基础上选择不同的心理照护服务方法。

知识链接

什么是心理学上的泛化

心理学上的泛化是指某种刺激源和某种反应（包括行为及心理、生理反应）形成联系后，对于其他类似的刺激源，个体都会出现该类反应，即已经泛化。在部分严重的情况下，个体在遇到与刺激源不相同的情况也会出现某种特定的反应，这种现象被称为完全泛化。

举例：

泛化——一个人被蛇咬了，之后他一看到蛇就怕。

完全泛化——一朝被蛇咬，十年怕井绳。

（三）老年人心理问题的干预方法

我国的老年人心理问题干预服务主要通过社区咨询、医院咨询和热线咨询等方式开展。

1. 社区咨询 通过在社区设立心理咨询室（站）和社区专用心理健康咨询热线实现。配备专业工作人员，让老年人在家门口享受到心理咨询服务。社区咨询服务主要体现在普及国家卫生政策、普及老年居民心理健康知识、开展心理健康状况调查、及时提供心理咨询服务，以及实施心理危机干预等方面。

2. 医院咨询 老年人（特别是患慢性病的老年人）出现心理问题时，如因伴发负面情绪、拒绝治疗，甚至引起器质性脑综合征时，可以前往专科医院或综合医院的心理科、精神科等进行心理咨询并遵医嘱服药。

3. 热线咨询 国内目前开设了一些老年人心理热线咨询服务，例如，提供老年人心理咨询的北京市社区服务热线"96156"、全国老年人心理危机免费救助热线——"爱心传递热线（800-810-0277）"，在社会上取得较好的反响。

受传统文化的影响，目前我国老年人很少主动前往专业咨询室或医疗机构接受心理咨询或心理治疗。老年人的心理问题干预很多时候需要医疗机构的协助，并需要家属的支持和配合。当照护师评估老年人出现一般心理问题时，可通过社区、养老机构或热线咨询的方式进行心理疏导；当老年人出现严重心理问题时，可咨询专业机构并结合医疗机构进行心理疏导和药物治疗。需要注意的是，无论采取何种干预方式，都要选择隐蔽性较强的环境，或者传递出"隐蔽性较强"的信息，以减轻老年人的心理压力。

三、老年人常见心理问题的识别

《医养结合照护师实务培训（中级）》中讲到了"老年认知障碍照护"，本书将重点介绍老年人常见心理问题的识别与照护。

（一）抑郁

抑郁是老年人常出现的心理问题。在遭遇心理上的打击或生理上的困难时，老年人容易自觉无力去克服所面对的问题，导致心情不佳、情绪低落。

抑郁不是老年期所特有的心理问题。从本质上来讲，老年期的抑郁与青年期所发生的抑郁无太大差别，但这其中还包括一些老年性变化，而且其症状也常会被老年人的其他健康问题掩盖。例如：老年人自诉抑郁的情况比较少，自诉身体不适的情况较多；另外，老年人还常诉睡眠不佳、食欲缺乏、便秘等与抑郁状态较有联系的躯体症状；此外，老年抑郁患者会有强烈的焦躁感，总感到坐立不安。除这些行为上的变化外，如果老年人开始整理自己的东西，向家人做些交代，也要注意老年人是否有自杀的意向。老年人严重抑郁时会不关心自己的穿着，加上精神反应欠佳，容易被家人误会是患了阿尔茨海默病，宜小心区别，并通过医疗机构进行适当治疗。

美国宾夕法尼亚大学的伯恩斯博士设计出一套抑郁症的自我诊断量表，可帮助测试者快速诊断是否存在抑郁症（表2-1-2）。

表2-1-2 伯恩斯的抑郁症自我诊断量表

请在符合你情绪的项上打分：

没有0分 轻度1分 中度2分 重度3分

1. 悲伤 你是否一直感到伤心或悲哀？
2. 泄气 你是否感到前途渺茫？
3. 缺乏自尊 你是否觉得自己没有价值或自以为是一个失败者？
4. 自卑 你是否觉得力不从心或自叹比不上别人？
5. 内疚 你是否对任何事都自责？
6. 犹豫 你是否在做决定时犹豫不决？
7. 焦躁不安 这段时间你是否一直处于愤怒和不满状态？
8. 对生活丧失兴趣 你对事业、家庭、爱好或朋友是否丧失了兴趣？
9. 丧失动力 你是否感到一蹶不振、做事情毫无动力？
10. 自我印象可怜 你是否认为自己已衰老或失去魅力？
11. 食欲变化 你是否感到食欲缺乏或会情不自禁地暴饮暴食？
12. 睡眠变化 你是否患有失眠症或整天感到体力不支、昏昏欲睡？
13. 丧失性欲 你是否丧失了对性的兴趣？
14. 疑病症 你是否经常担心自己的健康？
15. 自杀冲动 你是否认为生存没有价值，或者生不如死？

总分（测试结束后计算总分并评估抑郁程度）：_____

0～4分：没有抑郁症

5～10分：偶尔有抑郁情绪

11～20分：有轻度抑郁症

21～30分：有中度抑郁症

31～45分：有严重抑郁症并需要立即接受治疗

（二）焦虑

焦虑情绪是每个人都会时常体验到的。老年人由于受躯体疾病增加、退休后适应困难等不良事件的影响更容易出现焦虑情绪。焦虑情绪较严重而又不能消除的时候，就可能转变为焦虑症。

1．焦虑症的主要表现

（1）生理表现：生理上会出现头痛、心搏加快、胸闷、流汗、食欲缺乏、全身乏力、疲劳的现象，严重者会出现呼吸系统、消化系统、泌尿系统、运动系统等的功能障碍。

（2）心理表现：主要表现为惊恐、害怕、坐立不安、心烦意乱，对身边发生的一点小事都会提心吊胆，感到恐惧和紧张。焦虑症不仅会影响老年人的身体健康，还会降低他们的生活质量。

2．焦虑症的分类　从发生情况和持续时间的长短来看，焦虑症可分为急性焦虑症和慢性焦虑症。

（1）急性焦虑症：是一种精神心理疾病，又称惊恐发作。主要表现为突然出现的强烈焦虑，或伴有濒死感，或伴有心悸、流汗、呼吸急促、震颤等自主神经症状。发作持续时间一般为几分钟至数十分钟，呈自限性。

（2）慢性焦虑症：具有广泛性和弥散性的特点，难于自控，持续时间较长，情绪时好时坏。在慢性焦虑症中，广泛性焦虑症最为多见，约占焦虑障碍患者的60%，社区人群年发病率为1%～3%。临床研究发现，广泛性焦虑症患者的紧张、焦虑情绪没有明确的针对对象与内容，只是出现一种内心难以忍受的焦虑不安，且常伴有自主神经功能亢进，以及运动性不安和过度警惕的症状。随着老龄化的加重，广泛性焦虑症的发病率也逐年增加。

（三）疑病

进入老年期后，老年人身体的各个器官和系统逐渐发生器质性和功能性改变，常患各种疾病。因此，老年人会担心自己的身体健康问题，对身体功能的变化很敏感。部分老年人对健康状况过分担心，因怀疑自己患有重病而恐慌不安，其紧张、担忧的程度与实际健康状况不相符。在这种情绪影响下，老年人会反复到医疗机构做检查，即使检查结果为阴性，医生作出无病诊断，也无法打消其疑虑。

1．疑病症老年人的认知特点　疑病症老年人表现为既坚信自己患了某种疾病又担心和害怕患病，因此时常处于焦虑、抑郁状态，并且疑病症老年人的注意力、工作记忆力、推理和解决问题的能力、社会认知功能等方面明显受损。

2．疑病症对老年人的影响

（1）干扰正常生活：老年人患疑病症后，常待在家里或找医生，为自己的"病"发愁，对饮食、起居、家务等日常生活活动一概失去兴趣，难以正常生活，不安全感强烈。

（2）躯体不适：疑病症患者承受着负面情绪带来的压力，终日紧张不安，夜不能眠，食欲缺乏，机体抵抗力下降，更容易患病，造成恶性循环。

（3）不良情绪：身体上的一些轻微不适会使老年人怀疑自己得了"重病"，由于医学设备检查不到这些"心病"症状，终日伴随老年人的只有焦虑、恐惧、紧张、烦躁、抑郁和无奈，使老年人沉浸在不良情绪中。此外，身边人的不理解也会使老年人感到失望、抑郁和愤怒。

四、老年人心理照护

（一）老年人情绪问题的自我应对

1．疏导不良情绪的方法

（1）宣泄法：将不良情绪用各种方式表达出来，表达即治愈。

（2）转移法：转移情绪和注意力，例如，不开心时到公园看看花花草草、看看小动物；将注意力转移到自己喜欢的事情上或让自己充实、忙碌起来。

（3）自我暗示法：不开心时对着镜子笑一笑，暗示自己"我今天会过得很开心"；当焦虑、紧张时，告诉自己"镇定，我一定能行"。

2．养成保持良好情绪的习惯　第一，常打电话沟通，与亲人、朋友保持联系；第二，规律锻炼、饮食，保持健康的作息，吃富含营养的食物；第三，参加社交活动，社会交往能够提高自尊、减少压力；第四，经常记录愉快时光可以让人对生活保持乐观；第五，回忆过去，时常翻阅自己的日记，回首过往、总结人生；第六，培养兴趣爱好，将自己的心情寄托在兴趣爱好上，同时可以因此结识有相同兴趣爱好的好友；第七，学会放松的方法，练习冥想。

知识链接

三件好事练习

每天晚上睡前抽出 10 分钟时间，写下今天发生的三件开心的事情，记录下这些事情让你感到开心的原因。可以写在日记里或记录在智能设备里。这三件事情并不需要特别重要（如：我女儿今天给我打了电话），当然，也可以很重要（如：我儿子今天有了孩子）。接下来，在每个事情下面写出为什么这些开心的事情会发生。例如，如果你写了女儿给你打电话，那么就在下面写"女儿想我了"或"女儿今天遇到了开心事跟我分享"。

心理学家对进行三件好事练习的参与者进行追踪调查，结果显示，6 个月后，三件好事练习参与者的平均幸福指数要比对照组高 50%，平均抑郁指数低 20%。

（二）老年人心理照护方法

1．组织团体活动

（1）实施心理健康教育和团体辅导：通过开展心理讲座和组织团体活动等形式，向老年人宣教成功老龄化、积极老龄化的观念，帮助老年人制订阶段性生活目标，提高老年人晚年生活质量。

（2）组织老年人进行体育锻炼：组织广场舞、太极拳、手指操等多种团体锻炼活动，并设置适合老年人身体健康水平的健身器材，营造促进老年人运动的良好氛围，排解消极情绪对老年人的不良影响，提升其身心健康水平。

（3）发展、培养兴趣爱好：组建兴趣小组，鼓励老年人发展兴趣爱好、参加社交活动，转移其对不良情绪的注意力。

2. 实施放松冥想训练　放松冥想训练是指通过一定的肌肉松弛训练程序，有意识地控制自身的生理、心理活动，降低唤醒水平，改善生理及心理功能紊乱状态，达到治疗疾病的作用。放松冥想训练的操作流程和技巧如下。

（1）准备阶段：进行放松冥想训练前，首先要让老年人感觉舒适，采取仰卧位或坐位都可以。大多数老年人喜欢采取仰卧位平躺在床上或沙发上。如果在团体活动中没有平躺的条件，坐位也比较方便。

导入语："请您调整一下姿势，尽量让自己感到放松和舒适。然后闭上眼睛，开始深呼吸。想象一下，当吸气的时候，把您身上的疲劳、紧张及头脑中一切不愉快的念头和烦恼统统聚集起来；而当呼气的时候，把这些疲劳、紧张及不愉快的念头统统呼出去。"此时，仔细观察老年人的呼吸，当对方吸气的时候就说："聚集起来……"，当对方呼气的时候就说："呼出去……"。反复呼吸3～5次，然后说："随着您的呼吸，您的身体变得越来越放松了。"

（2）放松阶段：开始对老年人进行冥想的语言指导，需要时可以播放冥想用的音乐。

集中注意力："请把注意力都集中在您的双脚上，感觉双脚放松了……放松了……越来越放松了……"，停顿10秒。"仔细地体会双脚放松的感觉"，停顿15秒。

"请把注意力都集中在您的小腿上，感觉小腿放松了……放松了……越来越放松了……"，停顿10秒。"仔细地体会小腿放松的感觉"，停顿15秒。

按照上面的模式继续进行引导。

"请把注意力都集中在您的大腿……"

"请把注意力都集中在您的臀部……"

"请把注意力都集中在您的腰部……"

"请把注意力都集中在您的背部……"

"请把注意力都集中在您的胸部……"

"请把注意力都集中在您的双手……"

"请把注意力都集中在您的小臂……"

"请把注意力都集中在您的大臂……"

"请把注意力都集中在您的肩部……"

"请把注意力都集中在您的脖子……"

"请把注意力都集中在您的面部……"

"请把注意力都集中在您的头部……"

"请把注意力集中到您的全身，全身都放松了……都放松了……越来越放松了……"，停顿10秒，"仔细地体会全身放松的感觉……"。

经过上面的练习，老年人的身体通常就可以放松了。在做身体的放松冥想训练时，一定要尽量让老年人把注意力集中在身体的各种感受上，注意力越集中，放松得越快，效果越好。

（3）结束阶段：放松冥想训练结束的时候，注意不要让老年人突然清醒和睁开眼睛，这样会让其感觉非常不舒服。

导出语： "好，我们今天的放松冥想训练就到这里。请感受一下您身下的床（或垫子、椅子、沙发）……呼吸一下新鲜空气……活动一下双手……活动一下双脚……好，身体逐渐清醒了……不要着急，等您感到舒服的时候再慢慢睁开眼睛。"

3．积极心理学的运用

（1）增强个人控制感：哈佛大学心理学教授兰格曾在养老院做过一个为期3周的实验，研究控制感对老年人健康的影响。老年人被分为实验组（47人）和对照组（44人）。对于实验组的老年人，院长送给他们每人一盆绿植，并告诉他们有责任照顾好这些绿植，自行决定浇水、晒太阳、松土等的时间点；对于对照组的老年人，院长同样送给他们每人一盆绿植，但告诉他们护士会帮忙照顾这些绿植，他们不需要承担任何责任。结果发现，实验组的老年人比对照组的老年人活得更开心、更积极，并且实验组老年人的健康状况有所改善。18个月后，实验组中有15%的老年人去世，而对照组中有30%的老年人去世。兰格教授认为照顾绿植赋予了老年人控制感。控制感是人类生存的基本动机，它帮助老年人按照自己希望的方式生活，满足了他们的自主需求，就是个体所拥有的"一切尽在我的掌控之中"的主观感受，这可以帮助他们实现价值感。增强控制感的方式有很多，完成前一天制订的计划、独立照顾一盆花、整理家务等都是可以发挥控制感、提升效能感的方式。

（2）欣赏式探询：在日常交流中，使用带有积极意义的词汇和表达方式可以给自己和他人带来愉悦的体验。用欣赏式探询的语言表达技巧，鼓励人们用真诚和欣赏的态度对他人的优点和长处施以积极的赞扬。只有以欣赏的眼光去关注对方，对方才会更蓬勃地发展。照护师在与老年人沟通时，应尽量避免使用消极的词汇，多使用积极、乐观的词汇，少抱怨，多赞扬，对优点和长处给予正面肯定，避免直截了当的指责，可以使用委婉的方式提醒对方。表达消极的信息时要注意照顾对方的情绪，表达之后应辅以鼓励和称赞，使对话在一个乐观的氛围下结束。养老机构可以组织欣赏式探询的活动，帮助群体内部的老年人更多地看到彼此的长处，帮助老年人敞开心扉，提升人际交往能力和生活满意度。

（3）积极主动回应：当老年人向你诉说关于他们的好事时，要认真倾听，并用积极、主动的方式来回应他们。积极、主动的回应可以使聊天中双方的情绪和情感快速达到同频的状态，对方可以感受到你已经接收到他发送的信息和情绪，因而交流过程中的氛围会更积极，有助于提升幸福感，沟通的质量也会提高。

什么是积极、主动的回应呢？举个例子，当老年人跟你分享一件好事："我今天可以走 5000 步了！"

积极、主动的回应："太棒了！我太为您高兴了。您的身体状态是不是好多了？最近看您心情也变好了，饭是不是也吃得更多了些？"

积极、被动的回应："这是个好消息，您可以走那么多步了。"

消极、主动的回应："您别走太多，对膝盖不好。"

消极、被动的回应："晚饭想吃什么？"

看了这个例子之后，是否能够帮助你理解"积极、主动的回应"的意义。在与老年人沟通时，积极、主动的回应可以更加激发老年人原本的积极情绪，有利于将原本就不错的人际关系上升为更好的关系。

 思考题

1．老年人智力衰退是必然的吗？老年人智力有哪些变化特点？

2．老年人较易出现的消极情绪有哪些？

3．如何辨别老年人是否心理健康？

4．老年人心理问题的干预方法有哪些？

5．如何运用积极心理学为老年人提供心理照护？

案例导入答题要点

1．何老是否需要心理上的帮助？

答：首先进行基本心理状况的评估。何老是由 2 年前的冠心病引发的身心状况不良，身体上的表现是疲乏、食欲缺乏和失眠，同时对自己的身体健康非常担心，反复就医做检查，综合以上推测，何老有抑郁和疑病症状。建议何老到医疗机构的心理科或精神科做进一步诊断，辅以药物治疗和心理疏导，改善胸部疼痛症状，缓解抑郁和疑病症状。

2．可以为何老提供的心理照护有哪些？

答：利用抑郁症自我诊断量表对何老的抑郁情绪进行快速诊断；鼓励何老采用转移法将注意力转移到充实、忙碌的生活或感兴趣的事物上，建议何老规律锻炼、饮食，保持健康的作息，并参加社会活动提升社会交往能力；通过辅助训练，帮助何老学会放松冥想的方法，缓解身心的紊乱状态；在手机上设置快捷键或设置紧急呼救装置，增强何老的个人控制感，让他安心。

（张明妍）

第二节　照护师压力的应对

医养结合机构的照护服务工作是一项长期而又艰苦的工作，服务对象多数是患有多种疾病、高龄的长者。移位、助浴、搬运等服务不仅需要照护师应用节力原则，同时需要耗费一定的体能，长期高强度的工作容易导致身体疲劳，甚至会引发腰痛、头痛、肩痛等身体不适。在工作过程中，照护师与长者及其家属、同事的交流、沟通和互动也容易带来心理压力。通过学习照护师压力应对的内容可以了解压力的来源和压力的应对方法，从而有效、科学地远离职业伤害。

学习目标

1. 能够了解医养结合照护师的压力源与压力表现形式。
2. 能够掌握医养结合照护师应对压力的方法。

案例导入

小王刚从某职业技术学院的老年服务与管理专业毕业，入职一家医养结合机构，工作不到1个月就开始出现腰痛，不得不休息几天。小王本人原以为自己年轻、体力好，对于自己的操作技能和照护技巧也十分有自信，但这次的腰痛事件却让他的自信心受到了挫折。小王认为是因为自己的问题影响了其他照护师的工作，对此感到十分内疚。同时，对于自己的职业前途也产生了怀疑。

请思考：

作为一名医养结合照护师，该如何预防职业伤害——腰痛的发生？

一、压力概述

（一）压力的概念

压力是指当一个人觉得自己无法应对某种情况或变化时，精神上和身体上产生的负面感受和消极反应。压力过大、持续过久会损害身体健康。

（二）压力源

任何能够被个体知觉并产生正性或负性压力反应的事件或内、外环境刺激均称为压力源。压力源是导致个体产生压力反应的情景、刺激、信息、活动和事件。某种刺激被人感知到，或者作为信息被人接收到时，一定会引发主观的评价，同时产生一系列相应的生理和心理变化，如果该刺激需要人付出较大努力才能产生适应性反应或该刺激超过了人所能够承受的适应范围，就会引起生理、心理平衡失调，即出现紧张状态反应，这个使人感到紧张的内、外刺激就是压力源。

（三）照护师的压力源及压力表现形式

1. 机构管理和经营方式带来的压力 机构管理方为了机构的整体运营会提出各项规章制度要求，而一些要求会给照护师带来负担或引起照护师的不满，久而久之这些不良情绪会转化为照护师的压力。

2. 身体、精神、心理上的压力 照护工作是一项十分艰巨、辛苦的工作。照护师在工作时间既要遵守机构规定的各项规章制度，还要及时满足长者的不同需求。在实际工作中，照护师每天要面对长者的饮食问题、清洁问题，面对倒班引起的睡眠不足等问题，都给照护师的身体、精神、心理上造成了压力。

照护师在工作及家庭中还扮演着不同角色，既要在紧张、繁忙的工作中做一名称职的照护师，又要承担好家庭角色。但现实情况使他们很难扮演好全部角色，当各种角色间发生冲突并出现矛盾时，照护师也会产生一定的心理压力，久而久之就会引发心理障碍。

3. 人际关系上的压力 照护师的工作讲究团队合作，而照护师的工作环境相对封闭。由于团队成员的年龄不同、社会背景不同、价值观存在差异等原因，在这种背景下，照护师之间的交流也会引发一些问题而导致压力。

4. 长者及其家属带来的压力 照护工作虽然是一项令人尊敬的工作，但在实际工作中，一些有认知障碍长者的行为往往会让照护师在身心上感到疲惫，再加上一些家属对照护师的不理解，久而久之会导致压力的累积。

二、照护师应对压力的方法

（一）照护师常见的健康问题及其预防

腰痛、传染病是照护师的多发健康问题。作为一名照护师，不但应关心自己的身心健康，还应了解这些"职业病"的预防措施。

1. 腰痛的预防 腰痛是影响照护师身心健康最棘手的问题之一。照护师预防腰痛的首要任务就是在日常生活中加强腹部和背部肌肉的力量训练。照护师在为长者提供照护服务时，为了减轻自己身体的负担，应熟练掌握能降低腰部和背部负担的照护技巧。

（1）掌握人体力学知识：照护师了解人体力学与人类自然运动相结合的知识不但可以减轻身体负担、预防腰痛，还可以充分利用长者的残存功能，开展自立支援的照护服务。

1）降低重心、加宽支撑底座面积，使身体变得稳定。

2）灵活掌握杠杆原理。

3）照护师尽可能靠近长者，并使用大肌肉群来支撑自己的整个身体。

4）不要向前倾斜、弯曲身体，伸展背部肌肉。

（2）灵活运用辅助用具：照护师除了尽量避免那些容易引起腰痛的动作之外，还应灵活运用辅助用具为长者开展照护服务。常见的减少腰痛的辅助用具包括安全带、腰带（绳）、移位用滑板（移位布）、升降器、担架、轮椅等。照护师应掌握正确、安全的使用方法，用简明的语言引导长者在力所能及的范围使用其功能共同完成移位、搬运等动作（图 2-2-1）。

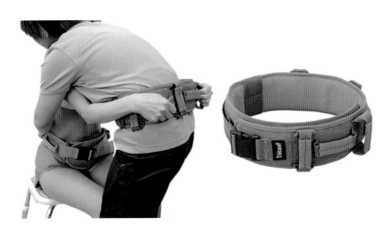

图2-2-1　辅助用具（腰带）的运用

2．传染病的预防　传染病是由病原体入侵人体并繁殖而引起的疾病。要达到预防的目的，重要的是清除病原体，阻断其入侵途径并提高自身免疫力。照护工作中常见的传染病包括抗甲氧西林金黄色葡萄球菌（methicillin resistant staphylococcus aureus，MRSA）感染、疖疮、癣、肝炎、结核病等。由于病原体的感染途径存在着差异，因此，养老机构须制订传染病预防及应对规范，照护师须严格遵守。

在照护抵抗力较弱的长者和患有慢性病的长者时，养老机构更应加强对传染病的预防及管控。照护师在实施照护前、后须洗手（图 2-2-2）、消毒，特别要注意手指消毒，保持环境的清洁，不要让照护师成为传染病的感染源。

（二）职业倦怠

1．职业倦怠的定义　职业倦怠（burnout）是指个体不能顺利应对工作压力时产生的一种极端反应，是个体由于过度和持续的压力导致的情绪、态度和行为的衰竭状态。

职业倦怠容易出现在从事关于"人"而不是"物"的职业中。照护师是职业倦怠的高发群体，职业倦怠是照护师常见的精神、情绪问题。当照护师感到身心俱疲、能量被耗尽而无法承担日常工作带来的压力，或者感到工作枯燥时，倦怠感便油然而生。职业倦怠的典型症状是厌恶工作。

职业倦怠是一种恶性循环的、对工作具有极强破坏力的症状。职业倦怠因工作而起，直接影响到工作状态，又反作用于工作，导致工作状态进一步恶化。照护师发生职业倦怠会降低工作效率，使照护师活力锐减，还会使照护师产生无助、绝望

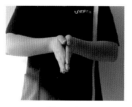
第一步

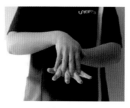
第二步

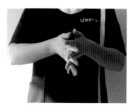
第三步

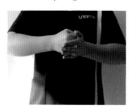
第四步

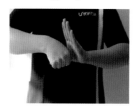
第五步

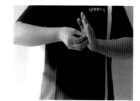
第六步

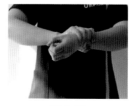
第七步

图2-2-2　七步洗手法

感而表现出冷漠。

2．职业倦怠的主要特点

（1）精神、情绪上的疲惫：照护师在开展照护工作的时候必须不断地用真诚的、热心的、耐心的态度去回应长者及其家属的一切需求，这往往需要消耗照护师的情感能量。长期处于这种状态下，有时会让照护师有"心累"的感觉，并对工作丧失热情，导致情绪烦躁、易怒，对周围的人、事漠不关心。

（2）情绪低落：照护师长期处于精神高度紧张状态，当工作热情消失殆尽时，出于自我情绪保护的目的，照护师常会出现一种防御机制，不愿听取他人的意见而只专注于自己的个人意志或不愿与他人交流，工作态度消极，对服务或接触的对象越发没耐心，如对长者态度恶劣等。

（3）个人成就感降低：照护师长期处于上述"精神、情绪上的疲惫"和"情绪低落"的状态，最终导致照护服务质量下降。照护师想要的结果和成就感无法在工作中获得回报，对自己工作的意义和价值评价下降，对自己工作的能力产生质疑，失去信心。在这种情况下，照护师常会迟到早退、无故请假，甚至开始有转行的打算。

3．职业倦怠的征兆及具体症状　职业倦怠并非突发性症状，具有职业倦怠现象的人还会表现出一种"慢性衰竭"。如果仔细观察，我们会在职业倦怠发生前看到一些征兆，如果能提早发现并采取措施，可以防止职业倦怠造成严重后果。职业怠倦可以表现为身体和精神上的症状（表2-2-1、表2-2-2）。

表2-2-1　职业怠倦的身体症状

序号	症状
1	出现睡眠紊乱（无法入睡或早上无法醒来）。有些人会失眠，感到紧张、亢奋，不能放松下来，头脑中总是出现那些令他们担忧的事情；有些人睡眠过多，几乎所有的业余时间都用来睡觉
2	轻度的恶心、疲倦感、过敏，患传染病、感冒、头痛、消化不良和背部疼痛
3	食欲缺乏或对某种菜肴表现出过分的喜爱
4	饮酒量或次数增加

表2-2-2　职业怠倦的精神症状

序号	症状
1	因为一点小事就变得焦躁不安
2	对自己长期喜欢的东西变得冷漠
3	不喜欢与他人交流、互动。刻意在自身和工作对象间保持距离，对工作对象和环境采取冷漠、疏离的态度，对工作敷衍了事，行为怪异，提出调动申请等
4	在日常生活中也经常考虑工作上的事情

4．职业倦怠的原因

（1）个人原因：与个人的性格及思维方式有关。我们常说对工作充满极度的热情、长期不断地为满足他人的需求提供服务的人容易出现职业倦怠。此外，年轻人或工作经验不足的人常对工作抱有更高的期待，当现实和自己的理想差距过大时易导致职业倦怠的出现。

（2）环境原因：长时间的照护工作给照护师无论是身体上还是精神上造成的超负荷负担都与职业倦怠的发生有着密切的关系。此外，在某些情况下，薪资待遇与实际工作内容不相称，即自己付出的努力的对等价值无法体现也是发生职业倦怠的原因之一。

这里需要注意的是，并非"个人原因"和"环境原因"二者同时出现时才有可能引发职业倦怠，任何一种原因单独出现即有可能导致职业倦怠的发生。

5．职业倦怠与工作压力大的区别　职业倦怠与工作压力大两者并不相同。一个人很容易判断自己最近是否工作压力大，但却可能对职业倦怠毫无察觉。工作压力大意味着"太多"：太多的事情需要耗费太多的体力和脑力。如果能够把所有事情都安排得有条不紊，身处压力下依然可以充满想象力和活力，并且自我感觉良好。但职业倦怠则恰恰相反，它会使人感觉空虚、缺乏积极性、对什么都毫不在意。患有职业倦怠的人常看不到所处的境况有任何转机的希望。

6．照护师预防和缓解职业倦怠的方法

（1）照护师自我健康管理：照护师的身心健康是从事照护工作的基础。如果一名照护师做不到自我健康管理，那么在工作过程中如何及时、准确地捕捉长者的健康变化，如何应对长者的不同需求呢？为了保持良好的心理健康，照护师应当正确地了解什么是压力、如何妥善应对压力，什么是职业倦怠、如何缓解职业倦怠。照护师还应当学会适时检查自己是否已处在压力中，并分析出导致这种压力的原因是什么，思考如何去解决、缓解这种压力。

很多照护师对于职业倦怠常视而不见，不了解职业倦怠的消极影响会像病毒一样弥漫在职场生活中，不但会对自己的工作、对长者的日常生活带来影响，同时也会对一同工作的其他工作人员造成困扰。一些照护师在出现心理疲劳时，认为像感冒一样，坚持一下就没事了，不注意调整，殊不知这是一种危险隐患。事实上，若经历长时间的心理疲劳而无法缓解的话，那就要意识到可能已经发生了职业倦怠。

（2）预防和缓解职业倦怠的方法

1）保持好的心态：照护师要保持良好的心态，努力提升自身的心理素质，这是做好长者照护工作的保障。照护师在工作中遇到挫折时一定要理智地对待，寻找正确的压力释放方法，避免将烦恼压抑在心中。当面对一些自己无法解决的问题时，或者面对一些让自己觉得难堪的事情时不要焦躁，先深呼吸让自己冷静下来，这样可以减缓压力。很多长者年纪大了就像孩子一样，一旦不顺从他，他就会闹脾气。有些长者说话不好听，甚至会责骂照护师，如果照护师记在心里就会很难过，会认为自己辛辛苦苦地付出却得到了如此结果。此时，照护师应从专业的角度去考虑问题，理解这是长者的生理变化，不要多想，压力才会减少。

2）明确自己的工作范围：照护师作为长者日常生活中最亲近的人之一，为了与长者建立信任关系，对于长者经历的事情感同身受是可以理解的。但是，照护师应当清楚，照护师能做的就是对长者的日常生活提供支持，不可能直接代表长者本人或其家属解决任何问题。因此，照护师要明确自己的工作范围及自己的职能。

3）多交流：人际关系对于能否顺利开展工作起到十分重要的作用。照护师在工作中要积极开展团队合作，通过与同事建立信任来维持良好的人际关系。当在工作中遇到任何疑问或困惑的时候，学会和同事沟通，不要独自承受压力。通过沟通、交流解决工作中遇到的问题。

4）适当运动：照护师应当根据自己的身体状况和体力进行适当的锻炼，如慢跑、拉伸等。适度运动可以提高自身的体能、改善血液循环、提高新陈代谢、促进食欲、加强肌肉和骨骼功能，使人感到精神焕发、充满活力。

5）适当休息：对身体、精神上已经出现疲劳状态的照护师来说，如果是因为工作太久缺乏休息，应安排休假，及时让自己的身体和精神得到充分的休息。

6）定期检查身体：照护师应定期进行身体检查，正确、客观地了解自己的健康状况，发现异常及时解决。

7）参加培训：参加培训是保持照护师工作积极性的有效方法。通过培训，照护师可以借鉴彼此的经验，互相鼓励和增进理解，使潜质得到最大限度的发挥。

7. 职业倦怠案例及分析

案例

王女士，39 岁，是一名照护师，与丈夫、初中 3 年级的儿子、小学 6 年级的女儿共同生活，从事照护服务工作已有 10 年。在工作过程中，王女士非常重视与长者及其家属的交流。然而，由于近期养老机构工作调整，她每日负责的长者数量增加，每天需要为 6 ~ 8 位失能长者提供服务。在紧张的工作中，她无法再像以前一样与长者边交流边提供服务。渐渐地，王女士与长者之间的关系也变得疏远起来，久而久之出现了身体疲倦症状，对于自己家里的家务工作也是能拖就拖。此外，王女士变得多愁善感，经常将工作中产生的一些负面情绪带到自己生活中，休息日与朋友聊天、看电影也不能让她的心情放松下来。在家里，由于儿子面临中考，所以全家都处于紧张的状态。最近，王女士的失眠症状越来越严重。

案例分析：

案例中的王女士由于工作上的调整，不能像以往一样工作，再加上生活中的一些压力导致她在身心上出现了各种症状。在这种情况下，如果没有采取有效、及时的措施，王女士可能会因身心疲倦而变得昏昏沉沉，出现倦怠、抑郁的症状。

对于案例中的王女士而言，首先应及时意识到自己已处于压力下，要检查自己的日常生活和工作情况是否正常。同时，周边的家人、同事也应关注她的变化，尽量为其营造一种舒适的气氛。王女士应与信任的人进行沟通，让自己可以轻松地谈论想法及感受，而不是一个人憋在心里。

 思考题

照护师职业倦怠的原因有哪些？应该如何预防和缓解职业倦怠？

案例导入答题要点

作为一名医养结合照护师，该如何预防职业伤害——腰痛的发生？

答：

（1）照护师要掌握人体力学知识，灵活运用辅助用具，并尝试通过灵活运用杠杆原理来预防腰痛情况的发生。

（2）照护师要学会用语言引导长者在力所能及的范围内使用其功能共同完成动作。

（3）应该自我检查是否存在预防腰痛知识盲区，查缺补漏。

（李　丹）

第三节　老年人能力多维度评估

为了实现养老机构"安全、诚信、优质"的服务理念，科学、规范地实施老年人能力多维度评估是医养结合养老机构的重要工作环节。老年人能力多维度评估是精准服务的依据，也是安全服务的措施，更是规避风险的管理手段。本章节主要针对医养结合养老机构入住老年人能力多维度评估的分类、内容及方法进行阐述。

学习目标

1. 能够理解老年人能力多维度评估的意义。
2. 能够为入住的老年人进行生活能力与认知能力评估。
3. 能够运用评估结果制订老年人的照护服务计划。
4. 能够督促初级照护师落实照护服务计划。

案例导入

长者于爷爷，于2018年初入住某养老机构，入住评估为自理级，喜欢唱歌，经常参加合唱排练及表演。2019年下半年，于爷爷左腿肿胀，跛行步态，经医院诊断为"左侧下肢静脉血栓形成"，给予保守治疗，长者因腿部疼痛不能行走导致行动须乘轮椅。例行评估为半自理级，但是长者认为自己什么都能干，不需要照护，因此还坚持将评估定为自理级。2021年末，于爷爷左侧下肢疾病加重，前列腺增生致排尿淋漓不尽，经常尿裤子及尿床，蓬头垢面，身上有异味，社交减少，不愿意参加集体活动。现你对于爷爷的能力进行综合评估。

请思考：

1. 你认为于爷爷入住机构后应至少进行几次能力评估？
2. 最后一次于爷爷的能力评估应该定为何级别？
3. 请你为于爷爷制订能力评估后的照护服务计划。

一、老年人能力多维度评估的相关知识

老年人能力多维度评估是依据生物 - 心理 - 社会医学模式对老年人作出健康状况和日常生活活动能力的评价，并制订出照护服务计划，以维持老年人的健康状况和功能状态，最大限度地提高老年人生活质量的过程。老年人能力多维度评估包括健

康状况评估，以及日常生活活动能力、精神状态、感知觉与沟通、社会参与等内容的评估。

（一）老年人能力多维度评估的目的

在推进养老服务业健康发展的过程中，准确量化老年人真正需求与合理配置养老服务资源是提供标准化、规范化养老服务的基础。通过老年人健康状况、日常生活活动能力、沟通交流能力、社会参与能力等维度的能力评估，真正掌握老年人各方面的照护需求，为照护计划的制订与精准服务提供支撑，改善服务质量，保障老年人的权益，达到改善老年人健康状况、延缓老化、提高老年人生活质量的目的。

（二）健康状况评估的意义

1．健康状况评估为治疗与护理提供了科学依据。

2．健康状况评估是照护级别评定的重要影响因素。

3．健康状况评估能为有营养不良、咀嚼功能障碍等情况及患糖尿病的老年人的饮食方案提供依据。

4．健康状况评估能明确多种疾病不同阶段对康复治疗的需求。例如，长期卧床的老年人需要保持肌力，急性脑血管病恢复期的老年人需要进行功能训练。

5．健康状况评估有助于医护人员对突发病情进行性加重者、病危者提出转诊、住院治疗方案并与亲属及时沟通。对于退住者，健康状况评估有助于医护人员详细书写退住总结。

（三）老年人能力多维度评估的要求

1．老年人能力多维度评估的环境要求　开展老年人能力多维度评估最基本的评估环境应做到安静、整洁、光线明亮、空气清新、温度适宜，至少有 3 把椅子和 1 张诊桌、4 级台阶（图 2-3-1）。台阶的踏步宽度不小于 0.3 m，踏步高度为 0.13 ～

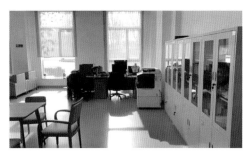
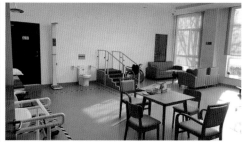
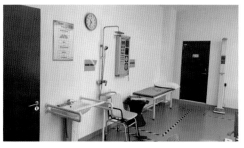

图2-3-1　评估环境

0.15 m，台阶有效宽度应不小于 0.9 m。若条件许可，规范、全面的配置可包括"体征数据的测量""日常起居评估""行走评估""洗漱评估""饮食评估""社会参与评估"等功能区域。

（1）体征数据测量区：主要用于体征数据的测量和采集，一般须备有体温计、压舌板、听诊器、叩诊锤、血压计、视力表、听力测评工具、体重秤、手电筒、软尺等器具，为定性、定量采集数据提供依据。

（2）日常起居评估区：主要评估老年人修饰、穿衣、取物、床上起卧、床椅转移等日常生活起居的活动能力，一般须备有上衣、裤子、鞋、袜、床、柜、椅（轮椅）、穿鞋凳等器具。

（3）行走评估区：主要测试老年人平地行走、上下楼梯等活动能力。一般需要备有行走 45 m 的标尺地贴、上下台阶等。

（4）洗漱评估区：主要测试老年人沐浴、洗脸、如厕、二便控制等洗漱相关日常生活活动能力。一般需要备有洗手盆、牙刷、牙膏、梳子、适老便器、淋浴花洒、洗澡椅等。

（5）饮食评估区：主要测试老年人日常生活中的进食能力。一般需要备有餐具，包括筷子、汤匙、碗、盘、水杯等，必要时可配置适老餐具，如可折弯勺、叉，以及吸盘、防滑碗盘等。

（6）社会参与评估区：主要测试老年人的生活、社交等能力。一般需要搭建能完成模拟老年人生活、社交，如画钟、购物、做饭等的场景，从而完成对应指标的测试。

2．老年人能力多维度评估的人员要求

（1）老年人健康状况的评估必须由有医疗专业背景的医师进行。

（2）老年人能力多维度评估必须由经过培训并取得地区评估资格证的护理人员、大专毕业的老年服务与管理专业的人员进行。

（3）应组建多维度评估人员队伍，从不同方面评估老年人的能力。例如，医疗人员从老年人的健康、疾病、用药角度进行评估；评估师从老年人照顾自己的能力角度进行评估；社工从老年人的活动开展、思维理解力角度进行评估。以此真正全方位地了解评估对象的需求，精准开展服务。

3．老年人能力多维度评估的管理规定

（1）具有完备的评估设施，能承担评估员的培训和资格认定。

（2）具备 2 名以上具有中级卫生技术职称的专职评估员或具有 100 小时评估经验的评估员作为专职评估人员。

（3）按照要求建立老年人健康档案，从能力评估开始记录。

（四）老年人能力多维度评估的分类

1．入住（入院）评估　入住时应对老年人进行入住评估，事先应向老年人及其家属解释评估的目的和要求，并取得老年人的合作。评估可以分阶段、分次进行，也可以由不同评估人员完成。全面的评估应在 14 天内完成，所有健康资料由完成评估的评估人员确认，并建立健康档案。

2．例行评估　主要用于回顾和总结老年人目前面临的主要健康问题，评估结束后应在健康档案中作阶段性小结。例行评估每年应不少于1次。

3．即时评估　当老年人健康状况出现重大或危急变化时进行的评估。评估时应首先回顾老年人既往健康状况、目前出现的健康问题和严重程度，并说明已采取的处理措施和下一步照护计划，如请医生会诊应在健康档案中同时记录会诊情况。

（五）老年人能力多维度评估内容

1．健康状况的评估内容

（1）采集完整的健康史：用对话的方式向老年人及其家属了解既往史、过敏史、生育史、手术史、跌倒史、外伤史、家族史等；记录老年人的生活方式、饮食习惯、运动方式、兴趣爱好、排便习惯、睡眠情况、体重变化、目前进行性加重的疾病和症状，以及其他身体不适。了解老年人慢性病的用药及治疗情况，为避免遗漏，要按器官系统进行询问与回顾。还要注意观察家庭重大事件对老年人身心的影响，老年人的职业、家庭经济状况及对入住机构的具体需求也很重要。

（2）用药核查：鉴于老年人共病、多科多院诊疗、多医生开处方等现象，评估人员应关注由信息沟通不充分而导致的多重用药、重复用药、用药不良风险高等问题。

专业性强的药物如精神类、抗癌类、激素类药物，以及免疫抑制剂、重要抗生素、静脉制剂等要保留上级医院原始用药处方。慢性病常用药物要详细询问用药的时间、剂量、剂型、用药途径及主要副作用。

（3）填写药物核查单：列出清单认真核对后由医生开具医嘱。对非处方药物的服用必要性应给予指导。对失能老年人要进行全面的药物核查管理，尤其是自带药物的核查工作。

（4）全面体格检查与描述：由医生用自己的感官及传统的工具对老年人进行细致的观察和系统性检查，找出人体正常与异常的体征并进行客观、专业的记录。重要的阴性体征要记录，但可以从简。阳性体征要详细记录。

（5）辅助检查

1）血常规、尿常规、便常规，以及粪便隐血试验、生化全项、感染四项检查。

2）胸部X线或胸部CT、腹部超声、心电图检查。

3）近期出、入院的老年人须提供详细的诊断、治疗资料。

4）既往患有多系统慢性病者须提供更多相关的检查、诊断及治疗资料。

5）根据体格检查结果与疾病的变化，医生可做进一步检查。

（6）综合分析

1）根据老年人的既往史、现病史、症状体征、前期的诊疗过程及辅助检查结果，医生要书写基本诊断，主要诊断在前，次要诊断在后。当遇到某些异常症状、体征或检查不能构成明确诊断时，可具体描述异常所见，如"双下肢水肿、肝功能异常"等。

2）对老年人因疾病导致某器官系统的功能发生改变的情况，应依次进行功能评估。如慢性阻塞性肺疾病（chronic obstructive pulmonary disease，COPD）的肺功能评估（COPD分级）、心脏病的心功能评估（NYHA心功能分级）。功能评估也是进一步细化并完善诊断的过程。

3）根据疾病诊断对老年人进行个性化、系统性医学风险评估。医学风险评估是对多种疾病潜在危险因素的预先判断，以书面形式告知。科学精准的医学风险评估可以促进机构及工作人员积极做好风险防范、对老年人进行医学科普教育，医学风险评估还具有重要的法律意义。

例如，一位90岁高龄的女性，平日须拄拐杖行走，曾在家中多次跌倒，腰椎压缩性骨折术后被诊断为重度骨质疏松。目前评估：长者高龄，有多次跌倒伴骨折史，辅助检查提示重度骨质疏松，加之行走不便、视力减退，高度存在再次跌倒发生骨折及骨折后发生多种并发症（如压疮、肺部感染、静脉血栓形成等）的风险。

2．生活能力评估内容 生活能力评估主要针对日常生活活动能力、精神状态、感知觉与沟通、社会参与4个方面进行评估。

（1）日常生活活动能力：指一个人为了满足日常生活的需要每天所进行的必要活动，包括进食、修饰、沐浴、如厕、穿衣、二便控制、床椅转移、平地行走、上下楼梯等日常生活活动的能力。日常生活活动能力是反映老年人健康状况及生活质量最基本的重要指标。

（2）精神状态：包括认知功能、行为问题、抑郁症状3个方面。

1）认知功能：是指熟练运用知识的能力，即利用所了解到的知识对事物进行概括、计算和判断的能力，包括记忆力、定向力、注意力、判断力、解决问题的能力等。

2）行为问题：是指在行为过程中存在的问题，主要表现为攻击行为。可表现在具体行动上，也可以表现为语言、文字攻击，在客观上使别人受到躯体或心理的伤害。

3）抑郁症状：表现为情绪低落、不合群、离群、躯体不适、食欲缺乏、睡眠障碍等。

（3）感知觉与沟通：包括意识水平、视力、听力、沟通交流4个方面。

1）意识水平：表现为神志清醒、嗜睡、昏睡、昏迷等不同水平。

2）视力：老年人由于视神经的老化，以及受老年性白内障等疾病的影响，视力受到一定程度的损害，从而影响其日常生活的独立性。

3）听力：听力的下降及老年性聋等疾病使老年人对周围环境的适应能力变差，从而在一定程度上影响老年人日常生活的独立性。

4）沟通交流：老年人能否准确表达自己的需求和感受，以及能否正确理解他人的话语对其生活有着直接影响。

（4）社会参与：包括生活能力、工作能力、定向力、社会交往能力4个方面。

1）生活能力：指老年人在生活中自我照料的行为能力，如做饭、进食、收拾卫生、购物、学习等的能力。

2）工作能力：指老年人的知识、技能及行为匹配其工作的情况。

3）定向力：指老年人对时间、地点、人物及自身状态的认识能力。

4）社会交往能力：指老年人对周围环境适应、人际交往、待人接物的能力。

二、老年人能力多维度评估分级

健康分级标准包括健康总体等级划分标准和各维度健康等级划分标准。

（一）健康总体等级划分标准

1. 健康完好 自理能力完好；经过测试，工具性日常活动能力得分＜12分、巴氏指数得分＞60分；最近3个月内无新发或处于活动期的躯体疾病和功能残疾，无须进行治疗；无精神健康问题，社会功能完好。

2. 健康受损 须依赖他人的帮助完成日常生活活动，存在发生意外的现实风险；存在必须使用药物维持治疗效果的躯体疾病；最近3个月内发生了严重外伤或患器质性疾病，所患疾病处于活动期或有出现恶化的倾向；存在病理性的精神问题。

3. 健康堪忧 自理能力严重受损；出现危及生命的紧急情况；躯体疾病出现明显的恶化；存在严重的精神问题，或者存在较高伤害自身或他人的风险。

（二）各维度健康等级划分标准

1. 自理级

（1）完全自理：指老年人通过日常生活活动能力测试，巴氏指数得分＞60分；工具性日常活动能力得分＜12分，或者单项得分＞3分的项目少于3项。

（2）精神状况良好：指老年人能够主动与他人合作，认知功能良好，无持续的情绪问题和异常行为。

（3）决定能力完好：指老年人通过智能测验和老年人选择卫生服务能力问卷测验，能独立做出决定。

2. 半自理级

（1）有部分自理能力：指老年人通过日常生活活动能力测试，基本活动能力尚好，巴氏指数得分＞40分；工具性日常活动能力得分＞12分，或者有3项以上项目受损。

（2）精神状况受损：指老年人在认知、情感和意志行为等一个或几个方面存在异常，但其程度较轻，尚能维持日常生活活动；异常持续时间较短，通常在1个月内即出现明显缓解；其往往是由明确的外部因素导致的。

（3）有部分决定能力：指老年人仅通过智能测验或老年人选择卫生服务能力问卷测验。

3. 不自理级

（1）无自理能力：指老年人通过日常生活活动能力测试，基本活动能力严重受损，巴氏指数得分＜40分。

（2）精神状况堪忧：指老年人在认知、情感和意志行为等一个或几个方面存在病理性障碍，或者存在冲动毁物等异常行为，或者精神状况出现严重而快速的恶化；这种精神障碍已经严重影响了老年人的正常生活；其持续时间较长或表现为有进行性恶化的趋势；其原因往往是自身内在因素的作用或不可逆的器质性病变。

（3）决定能力缺如：指老年人不能完成智能测验，或者经过测试发现有认知功能障碍，或者老年人选择卫生服务能力问卷测验得分＜11分。

三、老年人能力多维度评估方法

（一）老年人健康状况的评估方法

1. 采集老年人健康史

（1）填写老年人健康档案首页（附录1）。

（2）既往史采集（附录2），出院的老年人须填写药物使用情况表（附录3）。

（3）自带药物者填写自带药物使用表（附录4）；如为自带药物，需要签署自带药物协议（附录5）；同时，要填写自带药物接收单（附录6）。

2. 入住查体并填写健康体检报告

（1）入住老年人须查体并记录，详见附录7《入住健康体检报告》。

（2）入住老年人如接受特殊治疗，需要填写特殊治疗登记单（附录8）。

（3）进行营养与皮肤评估（表2-3-1）。

表2-3-1 营养与皮肤评估

营养与皮肤评估项目	是	否
1. 在过去30天内，体重下降5%以上（含180天内体重下降10%以上）		
2. 有严重营养不良		
3. 有继发性肥胖		
4. 在身体任何一处有压疮		
5. 在身体任何一处有淤血性溃疡		
6. 有其他需要治疗的皮肤病（请注明）		
7. 局部有一处或多处疼痛		
8. 存在跌倒的风险		
9. 在过去3天内食物和液体的摄入量明显下降		
10. 进食时有咀嚼或吞咽困难		

（4）填写和讲解健康风险知情同意书（附录9）。

（5）老年人退住时要填写退住总结（附录10）。

（二）老年人能力的评估方法

1. 基本信息的评估 见表2-3-2、表2-3-3、表2-3-4。

表2-3-2　基本信息评估表

A.1.1	评估编号	□□□□□□□□□
A.1.2	评估基准日期	□□□□年 □□月 □□日
A.1.3	评估原因	1 接受服务前评估 2 接受服务后常规评估 3 状况发生变化后的即时评估 4 对应评估结果有疑问进行的复评　□

表2-3-3　被评估者的基本信息表

A.2.1	姓名	_____
A.2.2	性别	1 男　2 女　□
A.2.3	出生日期	□□□□年□□月□□日
A.2.4	身份证号	□□□□□□□□□□□□□□□□□□
A.2.5	社保卡号	□□□□□□□□□□□□□□□□□□
A.2.6	民族	1 汉族　2 少数民族 _____□
A.2.7	文化程度	1 文盲　2 小学　3 初中　4 高中/技校/中专　5 大学本科及以上　6 不详　□
A.2.8	宗教信仰	0 无　1 有 _____□
A.2.9	婚姻状况	1 未婚　2 已婚　3 丧偶　4 离婚　5 未说明婚姻状况　□
A.2.10	居住情况	1 独居　2 与配偶/伴侣居住　3 与子女居住　4 与父母居住　5 与兄弟/姐妹居住　6 与其他亲属居住 7 与非亲属关系的人居住　8 居住于养老机构　□
A.2.11	医疗费用支付方式	1 城镇职工基本医疗保险　2 城镇居民基本医疗保险　3 新型农村合作医疗保险　4 贫困救助　5 商业医疗保险　6 全公费　7 全自费　8 其他 _____ □/□/□/□
A.2.12	经济来源	1 退休金/养老金　2 子女补贴　3 亲友资助　4 其他补贴 _____ □/□/□/□

A.2.13 疾病诊断	A.2.13.1	痴呆	0 无 1 轻度 2 中度 3 重度　□
	A.2.13.2	精神疾病	0 无　1 精神分裂症　2 双相情感障碍　3 偏执型精神障碍　4 分裂情感性障碍　5 癫痫所致精神障碍　6 精神发育迟滞伴精神障碍　□
	A.2.13.3	慢性疾病	_____
A.2.14 近30天内发生的意外事件	A2.14.1	跌倒	0 无　1 发生过1次　2 发生过2次　3 发生过3次及以上　□
	A2.14.2	走失	0 无　1 发生过1次　2 发生过2次　3 发生过3次及以上　□
	A2.14.3	噎食	0 无　1 发生过1次　2 发生过2次　3 发生过3次及以上　□
	A2.14.4	自杀	0 无　1 发生过1次　2 发生过2次　3 发生过3次及以上　□
	A2.14.5	其他	_____

表2-3-4 信息提供者及联系人信息表

A3.1	信息提供者的姓名	＿＿＿＿＿＿＿
A3.2	信息提供者与老年人的关系	1 配偶 2 子女 3 其他亲属 4 雇用照顾者 5 其他＿＿ □
A3.3	联系人姓名	＿＿＿＿＿＿＿
A3.4	联系人电话	＿＿＿＿＿＿＿

2．日常生活活动能力的评估（表 2-3-5）

表2-3-5 日常生活活动能力评估表

B.1.1	进食（指用餐具将食物由容器送到口中，包括咀嚼、吞咽等过程）	□分	10分：可独立完成（在合理的时间内独立食用准备好的食物） 5分：需部分帮助（在进食过程中需要一定帮助，如协助把持餐具） 0分：需极大帮助或完全依赖他人，或者留置胃管
B.1.2	洗澡	□分	5分：准备好洗澡水后，老年人可独立完成洗澡过程 0分：在洗澡过程中需他人帮助
B.1.3	修饰（指洗脸、刷牙、梳头、剃须等）	□分	5分：可独立完成 0分：需他人帮助
B.1.4	穿衣（指穿/脱衣服、系扣、拉拉链、穿/脱鞋袜、系鞋带）	□分	10分：可独立完成 5分：需部分帮助（能自己穿/脱，但需他人帮助整理衣服、系扣、拉拉链、系鞋带） 0分：需极大帮助或完全依赖他人
B.1.5	排便控制	□分	10分：可控制排便 5分：排便偶尔失控（每周＜1次），或者需要他人提示 0分：排便完全失控
B.1.6	排尿控制	□分	10分：可控制排尿 5分：排尿偶尔失控（每天＜1次，但每周＞1次），或者需要他人提示 0分：排尿完全失控，或者留置导尿管
B.1.7	如厕（包括去厕所、解开裤子、擦净、整理衣裤、冲水）	□分	10分：可独立完成 5分：需部分帮助（需他人搀扶去厕所，需他人帮忙整理衣裤或冲水等） 0分：需极大帮助或完全依赖他人
B.1.8	床椅转移	□分	15分：可独立完成 10分：需部分帮助（需他人搀扶或使用拐杖） 5分：需极大帮助（较大程度上依赖他人搀扶和帮助） 0分：完全依赖他人

续表

B.1.9	平地行走	□分	15分：可独立在平地上行走45 m
			10分：需部分帮助（因肢体残疾、平衡能力差、过度衰弱、视力等问题，在一定程度上需他人搀扶或使用拐杖、助行器等辅助用具）
			5分：需极大帮助（因肢体残疾、平衡能力差、过度衰弱、视力等问题，在较大程度上需他人搀扶，或者坐在轮椅上自行移动）
			0分：完全依赖他人
B.1.10	上/下楼梯	□分	10分：可独立上/下楼梯（能连续上/下10~15级台阶）
			5分：需部分帮助（需扶着楼梯、他人搀扶或使用拐杖等）
			0分：需极大帮助或完全依赖他人
B.1.11	日常生活活动总分	□分	上述10个项目得分之和
B.1.12	日常生活活动分级	□级	0能力完好：总分为100分
			1轻度受损：总分为65~99分
			2中度受损：总分为45~64分
			3重度受损：总分≤44分

3. 精神状态的评估（表2-3-6）

表2-3-6　精神状态评估表

B.2.1	认知功能	测验	"我说3种东西，请您重复一遍并且记住，一会儿我还会问您：苹果、手表、国旗。"
			(1) 画钟测验："请您在这儿画一个圆形的时钟，在时钟上标出10点45分。"
			(2) 词语回忆测验："现在请您告诉我，刚才我跟您说的3种东西是什么？"
			答：_____、_____、_____（不必按顺序）
		□分	0分：画钟正确（闭锁圆、指针准确），且能回忆出2~3个词
			1分：画钟错误（圆不闭锁、指针不准确），或者只能回忆出0~1个词
			2分：已确诊为认知障碍，如阿尔茨海默病
B.2.2	攻击行为	□分	0分：无身体攻击行为（如打/踢/推/咬/抓/摔东西）或语言攻击行为（如骂人/语言威胁/尖叫）
			1分：每月有几次身体攻击行为，或者每周有几次语言攻击行为
			2分：每周有几次身体攻击行为，或者每日有语言攻击行为

续表

B.2.3	抑郁症状	□分	0分：无抑郁症状
			1分：情绪低落、不爱说话、不爱梳洗、不爱活动
			2分：有自杀的念头或自杀行为
B.2.4	精神状态总分	□分	上诉3个项目得分之和
B.2.5	精神状态分级	□级	0能力完好：总分为0分
			1轻度受损：总分为1分
			2中度受损：总分为2～3分
			3重度受损：总分为4～6分

4. 感知觉与沟通能力的评估（表2-3-7）

表2-3-7　感知觉与沟通能力评估表

B.3.1	意识水平	□分	0分：意识清醒，对周围环境警觉
			1分：嗜睡，表现为睡眠状态时间过度延长，呼唤或推动肢体时可被唤醒，并能进行正确的交谈或正确执行命令，停止刺激后又继续入睡
			2分：昏睡，一般外界刺激不能将其唤醒，给予较强烈的刺激可有短时的意识清醒，醒后可简短回答提问，刺激减弱后很快进入睡眠状态
			3分：昏迷。浅昏迷时对疼痛刺激有回避和痛苦表情；深昏迷时对刺激无反应（若评定为昏迷，直接评定为重度受损，可不进行以下项目的评估）
B.3.2	视力（若平日戴老花镜或近视镜，应在佩戴眼镜的情况下进行评估）	□分	0分：能看清书报上的标准字体
			1分：能看清大字体，但看不清书报上的标准字体
			2分：视力有限，看不清报纸大标题，但能辨认物体
			3分：辨认物体有困难，但眼睛能跟随物体移动，只能看到光、颜色、形状
			4分：没有视力，眼睛不能跟随物体移动
B.3.3	听力（若平日戴助听器，应在戴助听器的情况下进行评估）	□分	0分：可正常交谈，能听到电视、电话、门铃的声音
			1分：在轻声说话或说话距离超过2 m时听不清
			2分：正常交流有些困难，在安静环境或大声说话时才能听清
			3分：讲话者大声说话或说话很慢时才能部分听见
			4分：完全听不见
B.3.4	沟通交流（包括非语言沟通）	□分	0分：无困难，能与他人正常沟通和交流
			1分：能够表达自己的需求及理解他人的话，但需要增加时间或他人帮助
			2分：表达需求或理解有困难，需要频繁重复或简化口头表达
			3分：不能表达需求或理解他人的话

续表

B.3.5	感知觉与沟通分级	□级	0 能力完好：意识清醒，且视力和听力评为 0 分或 1 分，沟通交流评为 0 分 1 轻度受损：意识清醒，但视力或听力中至少一项评为 2 分，或者沟通交流评为 1 分 2 中度受损：意识清醒，但视力或听力中至少一项评为 3 分，或者沟通交流评为 2 分；或者嗜睡，视力或听力评为 3 分及以下，沟通交流评为 2 分及以下 3 重度受损：意识清醒或嗜睡，但视力或听力中至少一项评为 4 分，或者沟通交流评为 3 分；或者昏睡/昏迷

5. 社会参与能力的评估（表 2-3-8）

表2-3-8　社会参与能力评估表

B.4.1	生活能力	□分	0 分：除个人生活（如饮食、洗漱、二便等）自理外，能做家务（如做饭、洗衣等）或管理家庭事务 1 分：除个人生活自理外，能做家务，但欠妥，家庭事务管理欠条理 2 分：个人生活能自理；只有在他人帮助下才能做些家务，但质量不好 3 分：个人生活（如饮食、二便等）基本能自理，在督促下可洗漱 4 分：个人生活（如饮食、二便等）需要部分帮助或完全依赖他人帮助
B.4.2	工作能力	□分	0 分：原来熟练的脑力工作或体力技巧性工作可照常进行 1 分：原来熟练的脑力工作或体力技巧性工作能力有所下降 2 分：原来熟练的脑力工作或体力技巧性工作能力明显下降，部分遗忘 3 分：对熟练的工作只保留片段记忆，技能全部遗忘 4 分：对以往的知识或技能全部遗忘
B.4.3	时间/空间定向	□分	0 分：时间观念（年、月、日、时）清晰；可单独出远门，能很快掌握新环境的方位 1 分：时间观念有些下降，年、月、日清楚，但有时相差几天；可单独来往于近街，知道现住地的名称和方位，但不知回家路线 2 分：时间观念较差，年、月、日不清楚，可知上半年或下半年；只能单独在家附近行动，对现住地只知名称，不知方位 3 分：时间观念很差，年、月、日不清楚，可知上午或下午；只能在左邻右舍间串门，对现住地不知名称和方位 4 分：无时间观念，不能单独外出
B.4.4	人物定向	□分	0 分：知道周围人的关系，以及祖孙、叔伯、姑姨、侄子侄女等称谓的意义；可分辨陌生人的大致年龄和身份，可用适当称呼 1 分：只知家中亲密近亲的关系，不会分辨陌生人的大致年龄，不能称呼陌生人 2 分：只能称呼家中人，或者只能照样称呼，不知其关系，不辨辈分 3 分：只认识常同住的亲人，可称呼子女或孙子、孙女，可辨熟人和生人 4 分：只认识监护人，不辨熟人和生人

续表

B.4.5	社会交往能力	□分	0分：能参与社会交往，在社会环境有一定的适应能力，待人接物恰当
			1分：能适应单纯环境，主动接触他人，初见面时难让人发现智力问题，不能理解隐喻语
			2分：脱离社会，可被动接触他人，不会主动待人，谈话中有很多不适词句，容易上当受骗
			3分：勉强可与他人交往，谈话内容不清晰，表情不恰当
			4分：难与他人接触
B.4.6	社会参与总分	□分	上述5个项目得分之和
B.4.7	社会参与分级	□级	0 能力完好：总分为 0～2 分
			1 轻度受损：总分为 3～7 分
			2 中度受损：总分为 8～13 分
			3 重度受损：总分为 14～20 分

6. 填写说明

（1）填写老年人能力评估中基本信息评估的各项表格（表2-3-2、表2-3-3、表2-3-4）：通过询问可搜集老年人的基本信息，逐项填写表格中的具体内容，或者在对应的选项序号上打"√"，并将选项序号填在项目后面的"□"中。表中"A"代表基本信息。

（2）评估老年人日常生活活动能力（表2-3-5）：共有老年人的进食、洗澡、修饰、穿衣、排便控制、排尿控制、如厕、床椅转移8个评估项目，可通过询问老年人或其主要照护者获取信息，进行评分；平地行走、上/下楼梯须进行现场评估，以老年人的实际表现评分，不能下床的老年人这2项计为0分。

（3）评估老年人的精神状态（表2-3-6）：先对老年人进行认知功能测验，依据该项目中老年人的画钟测验和词语回忆测验的评分标准进行评分；通过咨询老年人的主要照护者了解老年人近1个月的攻击行为、抑郁症状后进行评分。

（4）评估老年人的感知觉与沟通能力（表2-3-7）：现场评定老年人的意识水平，可通过询问老年人的主要照护者评定老年人日常的视力、听力和沟通交流的能力。

（5）评定老年人的社会参与能力（表2-3-8）：可通过询问老年人、询问其主要照护者了解老年人在生活能力、工作能力、时间/空间定向、人物定向、社会交往能力5个方面的表现，按标准评分。表中"B"代表能力评估内容。

（6）根据"老年人能力评估报告"（表2-3-9）中的评分标准及等级变更条款，将老年人的能力划分为"能力完好、轻度失能、中度失能、重度失能"4个等级。表中"C"代表评估报告内容。

表2-3-9　老年人能力评估报告

C.1	一级指标分级	C.1.1　日常生活活动能力□级	C.1.2　精神状态□级
		C.1.3　感知觉与沟通能力□级	C.1.4　社会参与能力□级

C.2　老年人能力初步等级　　0能力完好　1轻度失能　2中度失能　3重度失能　　□

C.3　等级变更条款　　1有认知障碍、精神疾病者，在原有能力等级上提高1个等级

2近30天内发生过2次及以上跌倒、噎食、自杀、走失者，在原有能力等级上提高1个等级

3处于昏迷状态者，直接评定为重度失能

4若初步等级确定为"3重度失能"，则不考虑上述1～3中各情况对最终等级的影响，等级不再提高

C.4　老年人能力最终等级　　0能力完好　1轻度失能　2中度失能　3重度失能　　□

评估员签名：＿＿＿＿＿、＿＿＿＿＿　日期：＿＿＿＿年＿＿月＿＿日

信息提供者签名：＿＿＿＿＿＿＿　日期：＿＿＿＿年＿＿月＿＿日

老年人能力初步等级划分标准

0能力完好：日常生活活动能力、精神状态、感知觉与沟通能力分级均为0，社会参与能力分级为0或1

1轻度失能：日常生活活动能力分级为0，但精神状态、感知觉与沟通能力中至少一项分级为1及以上，或者社会参与能力分级为2；或者日常生活活动能力分级为1，精神状态、感知觉与沟通能力、社会参与能力中至少一项分级为0或1

2中度失能：日常生活活动能力分级为1，但精神状态、感知觉与沟通能力、社会参与能力分级均为2，或者有一项为3；或者日常生活活动能力分级为2，且精神状态、感知觉与沟通能力、社会参与能力中有1～2项分级为1或2

3重度失能：日常生活活动能力分级为3；或者日常生活活动能力、精神状态、感知觉与沟通能力、社会参与能力分级均为2；或者日常生活活动能力分级为2，精神状态、感知觉与沟通能力、社会参与能力中至少一项分级为3

四、制订老年人照护服务计划

（一）照护服务计划的制订原则

1．安全性原则　老年人生理上的功能退化、患病率增加，以及不服老、不愿意麻烦他人的心态都有可能增加老年人出现意外伤害的风险，因此，在制订照护服务计划时应以安全性为首要原则，提高风险防范意识，以预防为主，加强风险防范措施，确保老年人的安全。

2．全面性原则　应关注所有老年群体，关注不同健康水平、不同能力等级的老年人；从个人而言，照护是促进老年人生理、心理及社会适应能力全方位健康的服务；此外，照护服务过程具有全面性特征，应提供包括健康保健、疾病预防、治疗期

住院照护、康复期照护、稳定期生活照护、安宁疗护的一体化照护服务。

3. 自立支援原则　基于支持老年人自立和提高生活质量的理念，鼓励老年人坚持进行力所能及的活动，最大限度地维持老年人的留存功能，以协助保持老年人的自理能力，增强老年人生活的信心及自尊心，提高生活质量。

4. 共同参与原则　制订照护计划时，老年人与照护人员共同参与，以便于更好地沟通和交流，制订出符合老年人实际情况的、可行性强的照护计划，提高执行可能性和老年人依从性。

5. 平等性原则　尊重老年人平等享有健康的权利，充分利用现有的人力、物力，制订切实合理的照护服务计划，使老年人得到公正、平等的照护服务。

（二）照护服务计划的内容

经过对老年人全方位能力评估后，根据能力等级确定老年人的照护级别，以老年人各方面的能力分级为最重要依据制订照护计划。此外，还应考虑多方面，不仅要整合照护团队，整合包括营养、医疗、康复、物业、社会工作等服务资源，还应参考老年人的健康水平及家庭照护情况。在照护过程中，应做好即时评估和照护记录，并根据老年人的能力变化及时调整照护服务计划。

（三）制订照护计划的方法

1. 简单PS书写方法　参照本节开篇"案例导入"，制订老年人于某某的照护服务计划（表2-3-10）。

表2-3-10　老年人于某某的照护服务计划

时间	评估问题	照护目标	照护措施	评价	签名
2021/12/1	健康受损	1. 入住期间能保持现有功能状态 2. 维护和改善下肢肿胀情况 3. 减少并发症的发生	1. 遵医嘱口服活血化瘀药及前列腺增生药 2. 预防感冒、增强抵抗力。防止并发症 3. 抬高患肢，减轻患肢水肿 4. 进行下肢功能训练，2次/日 5. 建立健康档案 6. 每周查房1次		
	日常生活活动能力中度受损	1. 入住期间满足日常生活照护 2. 保持清洁、舒适 3. 不发生皮肤损伤情况	1. 提醒洗漱、剃须、修饰 2. 帮助洗澡，每周1次 3. 协助如厕后清洁会阴 4. 协助每晚用温水泡脚 5. 床单位随脏随换 6. 清洁房间，1次/日		
	社会参与能力轻度受损	1. 1月内缓解社交心理障碍 2. 鼓励积极参加社工活动	1. 提醒、鼓励积极参与娱乐活动 2. 每日三餐到功能厅就餐 3. 进行心理疏导，1次/日 4. 参加合唱团、音乐欣赏，积极准备劳动节节目		

2．生活照料执行单划"√"法（表2-3-11）

表2-3-11　生活照料执行单

护理2级（介助2）生活照料执行单

月份_____

照护长签字：

项目	频次	1	2	3	4	5	6	7	8	9	10	11	12	13	14	15	16	17	18	19	20	21	22	23	24	25	26	27	28	29	30	31
打开水	2次/日																																
房间清洁	见说明																																
白班巡视	1次/4小时																																
夜班巡视	1次/4小时																																
提醒、协助洗漱	2次/日																																
提醒、协助洗澡	2次/周																																
提醒、协助泡脚	1次/日																																
提醒、协助刮须	必要时																																
提醒修剪指甲	必要时																																
提醒、协助清洗衣物	必要时																																
提醒如厕	按需																																
清洁便器	按需																																
餐厅用餐	一日三餐																																
用餐看护	一日三餐																																
酸奶/水果加餐	按需																																
下午茶	1次/日																																
个性化服务																																	
白班																																	
夜班																																	

备注：每日清扫房间，定期换洗被罩、床单、枕巾。

69

（四）照护计划描述法

1. 生入量描述（表2-3-12）

表2-3-12 照护计划入量一览表

时间	入量名称	入量		备注
		剂量	水	
06：20	中药	150 ml		
07：00	营养液＋水	250 ml	50 ml	
09：00	鸡蛋＋蛋白粉1勺		150 ml	
11：00	营养液	250 ml	50 ml	
14：00	牛奶	250 ml	50 ml	
17：00	营养液	250 ml	50 ml	
18：00	中药	150 ml	50 ml	
19：00	酸奶	100 ml	50 ml	
21：30	营养液	250 ml	50 ml	
01：00	水		100 ml	
共计		1650 ml	600 ml	2250 ml

2. 日常生活照护

（1）翻身、叩背1次/2小时，记录24小时出入量。

（2）协助雾化吸入、吸痰，防止痰痂堵塞气道。

（3）每天洗漱、擦浴、泡脚，完成后擦润肤液。

（4）更换纸尿裤时用清水洗净臀部，擦润肤液后换新的纸尿裤。

（5）尿袋及时更换、及时清洗，防尿路感染。

（6）密切观察病情、及时汇报。

（7）防压疮、防臀红、防感染。

（五）照护记录书写方法

照护服务实施是执行和完成照护服务计划的过程，即将照护服务计划付诸现实，包括实施前的准备、实施和实施后记录3个部分。记录一般要求及时、准确、真实、重点突出。

1. PIO记录方法 PIO记录方法是专业的记录方法，P（problem）是指问题；I（intervention）是指与P相对应的已实施的护理措施，即做了什么、记录了什么；O（outcome）是指实施护理措施后的结果。

2. 五个"W"记录方法 "What"指发生了什么？"When"指何时发生？"Who"指谁发现或谁来做？"Where"指在哪儿做？"How"指怎样做的或效果怎样？也就

是把出现的事件及处理的过程写清楚。

3. 最简单的记录方法 指"写我看到的，写我所做的"内容。看见什么情况就写什么情况，记录清楚为长者所做的事情即可（表2-3-13）。

表2-3-13 照护服务记录单举例

姓名：徐某某　　　性别：女　　　年龄：86岁　　　　　　　　　　　　照护级别：二级

日期	时间	记录	签名
20××/4/1	9：30	徐老到多功能厅进行娱乐活动，与另一名老年人发生争执，我急忙过去把两位老年人分开，并分别给予情绪安抚。10分钟后两位老年人情绪平稳	张×
	11：00	徐老准时来到餐厅，主动与其他长者打招呼，于11：30愉悦地吃完中餐	王×

 思考题

1. 老年人能力多维度评估包括什么内容？
2. 医养结合型养老机构为什么要进行健康评估？
3. 老年人日常生活活动能力评估的内容有哪些？

案例导入答题要点

1. 你认为于爷爷入住机构后应至少进行几次能力评估？

答：于爷爷入住养老机构已经3年了，按民政部每年至少进行1次评估的要求，于爷爷至少应该评估3次。

2. 最后一次于爷爷的能力评估应该定为何级别？

答：最后一次于爷爷的能力评估总体应评定为健康受损。

（1）健康状况评估为"健康受损"。理由是于爷爷患有"左侧下肢静脉血栓"及"前列腺增生"，存在必须使用药物维持治疗效果的躯体疾病，并且有恶化的倾向。

（2）能力评估是"中度失能"。其中，日常生活活动能力评估为60分，分级为2级中度受损；社会参与能力评估为11分，分级为2级中度受损；精神状态评估为2分，分级为2级中度受损；感知觉与沟通能力分级为1级轻度受损。符合日常生活活动分级为2级，且精神状态、感知觉与沟通能力、社会参与能力中有1～2项的分级为1级或2级的标准。

3. 请你为于爷爷制订能力评估后的照护计划。

答：老年人于某某的照护服务计划见表2-3-10。

（徐国英　王淑云）

附录1

老年人健康档案首页

第_____次入住

养老机构名称：_____ 合同编号：_____

姓名：_____ 性别：_____ 出生日期：_____年____月____日

年龄：_____ 民族：_____ 文化程度：_____

籍贯：_____省_____市_____区（县）

身份证号：_____

工作单位：_____

户口地址：_____ 邮政编码：_____

现住址：_____ 邮政编码：_____

监护人姓名：_____ 与老年人关系：_____ 工作单位：_____

固定电话：_____ 手机：_____

信息提供人姓名：_____ 与老年人关系：_____ 信息属实签字：_____

入院时间：_____年_____月_____日 出院时间：_____年_____月_____日

照片

1. 患病情况：_____

2. 营养状况：良好 □ 一般 □ 较差 □ 很差 □

3. 生活自理能力：自理 □ 半自理 □ 完全不能自理 □

4. 精神状况：正常 □ 异常 □

5. 行为能力：有 □ 无 □

6. 传染病史：有 □ 无 □

7. 精神病史：有 □ 无 □

8. 其他：_____

附注：（健康管理过程）

离院方式：1. 住院治疗 2. 社区养老 3. 居家养老 4. 自行退住 5. 死亡

　　　　6. 其他：_____

医生签字：_____ 建档时间： 年 月 日 时

附录 2

既往史采集

序号	疾病	序号	疾病
1	循环系统疾病	5	代谢和内分泌系统疾病
1.1	冠心病	5.1	糖尿病
1.2	心律失常	5.2	高尿酸血症与痛风
1.3	原发性高血压	5.3	高脂血症
1.4	心肌病	5.4	骨质疏松症
1.5	心脏瓣膜病	5.5	甲状腺功能亢进
1.6	风湿性心脏病	5.6	甲状腺功能减退
1.7	心力衰竭	6	泌尿、生殖系统疾病
1.8	肺源性心脏病	6.1	肾炎
2	呼吸系统疾病	6.2	尿路感染
2.1	慢性支气管炎	6.3	前列腺肥大
2.2	慢性阻塞性肺疾病	6.4	慢性肾衰竭
2.3	支气管哮喘	7	消化系统疾病
2.4	支气管扩张症	7.1	胃炎
2.5	肺炎	7.2	消化性溃疡
2.6	呼吸衰竭	7.3	胃食管反流病
2.7	肺癌	8	视力障碍
3	神经系统疾病	8.1	白内障
3.1	阿尔茨海默病	8.2	青光眼
3.2	老年痴呆（非阿尔茨海默病）	9	其他疾病（请注明）：_____
3.3	帕金森病		
3.4	老年性抑郁病		
4	骨骼、肌肉系统疾病		
4.1	骨关节病		
4.2	关节炎		
4.3	颈椎病		
4.4	腰椎病		

附录 3

出院老年人药物使用情况表

1. 在过去 7 天内使用精神科药物（镇静剂、安眠药等）
   A．否　B．是
2. 在过去 7 天内完全或几乎完全遵从医生的处方
   A．完全遵从　B．出于合理的原因不完全遵从　C．不完全遵从　D．没有用药
3. 对某些药物过敏
   A．否　B．青霉素类　C．庆大霉素类　D．磺胺类
4. 其他（请注明）：_____

附录 4

自带药物使用表

　　如果老年人正在接受医务人员的督导，请在下面的表格中注明老年人现正使用的各种药物（包括按时或偶尔服用的药物）的种类及数目、过去 7 天内曾服用过的药物，并用"△"标出老年人自备的药物。

	药物名称与剂型	用法	用量	频率
1				
2				
3				
4				
5				
6				
7				
8				
9				
10				

附录 5

自备药物协议

尊敬的_____(老年人家属)：

凡是药物均具有副作用，并可能引起不良反应，例如过敏反应、消化道症状、神经精神症状，以及心、肺、肝、肾等重要脏器损害及其他严重副作用，可导致各种后果。因老年人病情需要，家属提供药物后，本机构只负责摆药、提醒、协助老年人服药，药物引发的后果自负。

家属已知晓上述情况并表示理解。

家属提供自备药物要求：

1．药物包装完整，不接受零散药物。

2．药物有效期≥2个月。

3．药物使用说明书完整。

4．家属和护士双方确认，做好交接签字。

医务人员签字：_____ 家属签字：_____ 日期：_____年___月___日

附录 6

自带药物接收单

日期	房间号	姓名	药物名称	规格	数量	药物有效期	家属签字	接收人签字

附录7

入住健康体检报告

（第二页）

入住时间：_____年___月

合同编号： 姓名： 性别： 年龄： 房间号：

一、一般情况

身高： cm 血型： 体重： kg

腰围： cm 臀围： cm BMI：

运动情况：每天运动□ 每周3次及以上□ 每周1~2次□

每次运动时间：30分钟□ 30~60分钟□ 60分钟以上□

运动类型 有氧运动：慢跑□ 太极拳□ 跳舞□

散步□ 游泳□ 登山□ 其他□

无氧运动：短跑□ 举重□ 拔河□ 潜水□ 俯卧撑□ 肌力训练□

饮食习惯类型：偏咸□ 偏甜□ 偏油□ 嗜热食□

素食□ 辛辣□ 无特殊□ 其他□

饮食量： 克/日

睡 眠： 小时/日，睡眠困难□ 入睡困难□ 早醒□ 梦游□ 其他□

二、既往史

个人病史：高血压□ 冠心病□ 高脂血症□

糖尿病□ 痛风□ 哮喘□ 骨质疏松症□

白内障□ 脑出血□ 脑梗死□ 帕金森病□

抑郁倾向□ 阿尔茨海默病□ 癫痫□ 精神病□

手术史□ 外伤史□ 输血史□

肿瘤病史说明：

其他病史说明：

三、过敏史

药物过敏史：有□ 无□

青霉素类□ 磺胺类□ 链霉素类□

其他过敏物质：

四、个人史

吸烟史：是□ 否□ 戒烟□

吸烟时间： 年 戒烟时间： 年

吸烟量：偶尔（＜3支/周）□

少量（1~4支/日）□

经常（≥5支/日）□

饮酒史：是□ 否□ 戒酒□

饮酒类型：红酒（乙醇含量＜15%）□

啤酒（乙醇含量15%~40%）□

白酒（乙醇含量≥45%）□

饮酒量：

少量（啤酒＜250~500毫升/次，红酒100~150毫升/次，白酒＜25~50毫升/次）□

中量（啤酒500~2500毫升/次，红酒100~150毫升/次，白酒250~500毫升/次）□

大量（啤酒＞2500毫升/次，其他酒＞250毫升/次）□

续表

五、家族史:

父亲:糖尿病□ 高血压□ 冠心病□ 脑卒中□ 高脂血症□
　　　精神病□ 肿　瘤□ 其他:

母亲:糖尿病□ 高血压□ 冠心病□ 脑卒中□ 高脂血症□
　　　精神病□ 肿　瘤□ 其他:

六、体格检查

脉搏:　　　　　次/分　　　　　血压:　　　/　　　mmHg

发育:　　　　　营养:

神志:　　　　　语言:　　　　　对答:

浅淋巴结是否肿大:

皮肤:　　　　　黏膜:

头颅:　　　　　震颤:

颈部:　　　　　颈静脉:　　　　　颈动脉搏动:

甲状腺

外眼检查:　　　对光反射:　　　　左眼视力:　　　　右眼视力:

双耳听力:

鼻外观　　　　　鼻唇沟:

口腔:　　　　　牙齿:　　　　　咽扁桃体:

胸廓:　　　　　双肺呼吸音:　　　干湿啰音:

心界:　　　　　心率:　　　　　次/分　　　　　心律:　　　　　杂音:

腹部:　　　　　压痛:

肝:　　　　　　肋下:　　　　　压痛:

脾:　　　　　　肋下:　　　　　压痛:

双肾:

脊柱:

四肢:

神经反射:

病理反射:

七、辅助检查

八、入住诊断

九、用药情况

十、风险评估及注意事项

1. 老年人有骨质疏松,极易摔倒、摔伤,造成骨折。

2. 老年人有动脉硬化,随时可突发心脑血管疾病,如:脑卒中、心肌梗死、心律失常、心力衰竭、猝死等。如突发急症可呼叫"999"或"120"并通知家属,将老年人送至附近医院救治。

3. 老年人吞咽功能低下,进食时易出现噎食,造成呼吸困难、窒息,甚至死亡。

4. 老年人自带药物时,本机构只负责摆药及提醒,药物质量问题引发的后果自负。

附录 8

特殊治疗登记单

请在过去 7 天内入住者所接受的特殊治疗、过程与计划，包括在家或医院门诊接受的特殊治疗方案中打"√"。

特殊治疗方案	完全遵守治疗计划	部分遵守治疗计划	未遵守治疗计划
输液			
输血			
癌症化学疗法			
透析疗法			
放射疗法			
气道造口治疗护理			
腹部造口治疗护理			
针灸、按摩			
物理治疗			
植入起搏器			
植入冠脉支架			

附录 9

健康风险知情同意书

合同编号：　　　　　姓名：　　　　　性别：　　　　　年龄：　　　　　房间号：

疾病情况：

目前情况：(健康状况、诊疗情况及所需要的进一步检查、治疗项目)

可能出现的情况：

监护人意见：(治疗意见及是否了解所交代病情)

老年人签字：

监护人签字：　　　　　　　　　　　　　医生签字：

　　　　　　　　　年　　月　　日　　　　　　　　　年　　月　　日

附录 10

<h1 align="center">退住总结</h1>

合同编号：　　　　　　姓名：　　　　　性别：　　　　年龄：　　　　房间号：

入住时间：　　　　　　　　　　　　　　　出院时间：

入住健康状况：

入住患病情况：

入住期间健康状况及诊疗经过：

出院健康状况：

出院指导：

医生签字：　　　　　　　　　　　　　　　　　　　　　　　年　　月　　日

第三章　身心护佑　健康同行——助医照护

第一节　老年人常见慢性疾病的症状观察与用药

衰老是老年人疾病发生和发展的根本原因。老年人的细胞、器官、组织结构与功能随着年龄的增长而逐渐老化，身体适应能力不断减退，抵抗力下降，导致各种疾病的发病率上升。老年人所患疾病通常是终生性疾病，对循环系统、神经系统、呼吸系统等造成不同程度的损害，加之衰老引发的退行性骨关节病，可使老年人出现失能、伤残等情况，影响生活质量，损害老年人的健康。老年人患病的特征之一是多种疾病共存，有些慢性疾病需要终生服药，医生针对疾病的病因和患者的症状给予药物治疗。药物在机体内发挥治疗作用的同时，也易引发不良反应。照护师应熟悉老年人常见慢性疾病的症状表现，注意细致观察，及早发现老年人的健康问题，还须了解治疗慢性疾病常用药物的相关知识，指导老年患者严格遵医嘱服用药物，以保证药物起到真正的治疗效果，并密切观察不良反应，及时报告、处理。

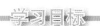

1. 能够掌握高血压、冠心病的常见症状并了解用药知识。

2. 能够掌握糖尿病、痛风、系统性红斑狼疮的常见症状并了解用药知识。

3. 能够掌握哮喘、肺部感染、慢性支气管炎、慢性阻塞性肺疾病的常见症状并了解用药知识。

4. 能够掌握阿尔茨海默病、脑出血、脑梗死、帕金森病的常见症状并了解用药知识。

5. 能够掌握退行性骨关节病的常见症状并了解用药知识。

案例导入

男性，82岁，10年前体检发现血糖值高，空腹血糖值为11.3 mmol/L，在当地医院就诊，诊断为2型糖尿病。长者采取饮食控制和运动疗法，但血糖仍高于正常值，遵医嘱服用二甲双胍行药物治疗，治疗期间空腹血糖值在6.5 ~ 8.3 mmol/L波动。3年前，长者的空腹血糖值和餐后2 h血糖值均有升高，故医嘱以格列吡嗪与二甲双胍联合使用，加强血糖控制。近1年来，长者出现全身乏力、排尿增多、体重下降明显的现象，脚碰伤后皮肤有色素沉着，局部皮肤发绀。由于血糖控制欠佳，半年前长者开始遵医嘱注射胰岛素。

请思考：

1. 在胰岛素治疗过程中，照护师应密切观察长者的什么反应？

2. 糖尿病足是糖尿病常见的并发症之一，其发生的原因和表现是什么？

一、心血管疾病的症状观察与用药相关知识

（一）高血压的症状观察与用药

1. **高血压的概念**　高血压是以体循环动脉收缩压（systolic blood pressure，SBP）和（或）舒张压（diastolic blood pressure，DBP）持续升高为特征的疾病。老年高血压是指年龄60岁以上的老年人在未使用降压药的情况下，血压非同日测量3次以上收缩压 ≥ 140 mmHg（18.7 kPa）和（或）舒张压 ≥ 90 mmHg（12.0 kPa）。高血压是一种可以通过改善生活方式及药物治疗来控制病情的疾病。

2. **老年高血压的特点**（图3-1-1）

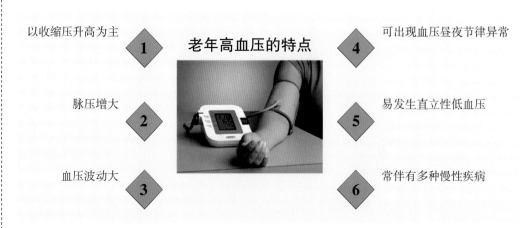

图3-1-1　老年高血压的特点

（1）以收缩压升高为主：进入老年期后，新发生的高血压多为单纯收缩期高血

压，即收缩压升高而舒张压正常。

（2）脉压增大：收缩压随年龄的增长而升高，舒张压在 60 岁后则缓慢下降，使脉压增大。

（3）血压波动大：老年人血压不稳定，原发性高血压初期的老年人血压值时而升高、时而正常，在精神紧张、情绪波动、劳累时血压易升高，休息时或去除高血压的风险因素后血压可降至正常。

（4）可出现血压昼夜节律异常：高血压长者可出现血压昼夜节律异常，若夜间血压下降幅度不足 10% 或超过 20%，心、脑、肾等器官、组织受损的风险会增加。

（5）易发生直立性低血压：患者体位的改变，如从仰卧位、坐位突然改变为直立体位或长时间站立，可发生脑供血不足，导致压力感受器难以迅速调整，不能耐受急剧、迅速的血压下降，易发生直立性低血压，收缩压和（或）舒张压均下降，出现头晕、视物模糊、站立不稳、视力低下、软弱乏力等表现。

（6）常伴有多种慢性疾病：高血压患者还常伴有其他多种慢性疾病，如糖尿病、高脂血症、动脉粥样硬化等。

3. 高血压对老年人的危害

（1）老年人反应比较慢、感觉略迟钝，可能血压升至很高的水平而感觉不到。老年人血管弹性降低，当血压骤然升高时，可引发脑出血，脑出血是高血压较严重的并发症。

（2）高血压还可引起脑动脉痉挛，导致远端脑组织缺血、缺氧，出现脑供血不足，老年人会出现头晕、头痛、失眠、视物模糊、行动不便、走路不稳等各种不适症状，长此以往，还可形成脑萎缩。

（3）老年人血压持续升高会损伤冠状动脉血管内膜层，进而发生动脉粥样硬化，出现管腔狭窄。由于血压长期处于较高水平，血液循环阻力增加，心肌肥厚，还会引起并加重心肌缺血，增加猝死的可能性（图3-1-2）。

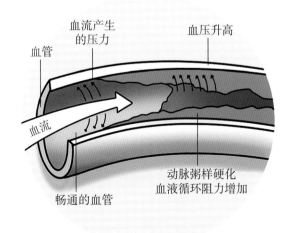

图3-1-2　血压升高示意图

（4）患高血压后，老年人的心理压力也会增加，易出现各种心理问题，容易激动、发脾气，因担心血压升高而产生紧张、焦虑、忧郁及其他负面情绪，对正常生活造成影响。

4．高血压症状 有些老年人患高血压后没有症状，血压升高而自己并不知道。在高血压初期，有些老年人会有不典型症状，如头部胀痛、阵发性眩晕、胸闷、失眠等，血压有时高、有时正常，波动较大。当老年人血压持续处于较高水平时，需要使用降压药控制血压，此时，老年人开始出现心脏、眼底和肾功能的改变，可有一些不适症状，如心悸、气促、头痛加重等，但血压波动不明显。当老年人使用降压药后血压也难以降至正常值时，会出现心力衰竭、肾衰竭、高血压脑病等严重并发症，高血压脑病的老年人还可能出现意识模糊或昏迷。

5．用药知识 老年高血压是常见的慢性疾病，通常需要终生服用降压药。老年人降压时不宜过速，应从小剂量开始服药，可联合应用两种药物以有效控制血压。经药物治疗降压效果满意且血压相对稳定的老年人，可根据医嘱相对调整剂量，切不可自行停药或减药。老年高血压常用药物详见表3-1-1。

表3-1-1 老年高血压常用药物

药物类别	代表药物	不良反应及观察要点
钙通道阻滞剂	硝苯地平、尼莫地平	注意观察胃肠道反应，如恶心、呕吐等，主要不良反应有颜面潮红、头痛等，长期服用硝苯地平可出现下肢（胫骨前）水肿
血管紧张素Ⅰ转换酶抑制剂	卡托普利、依那普利	主要不良反应有干咳、低血压、味觉异常、皮疹，偶见头痛、眩晕、疲乏等
β受体阻滞剂	阿替洛尔、美托洛尔（倍他乐克）	主要不良反应有心率减慢、口干、乏力等。合并支气管哮喘、心动过缓、阻塞性支气管疾病的老年人禁用此类药
血管紧张素Ⅱ受体阻滞剂	氯沙坦、厄贝沙坦	主要不良反应有头晕、心悸，少数老年人可出现食欲缺乏、失眠等
利尿剂	呋塞米、氢氯噻嗪	长期应用利尿剂可使血糖升高，引起水和电解质紊乱、低钾血症，老年人可表现为乏力、肌无力、腹胀，部分老年人可出现皮疹、荨麻疹等

（二）冠心病的症状观察与用药

冠心病是老年人的常见病、多发病，其发病率随年龄的增长而升高，死亡率呈上升趋势，严重危及老年人的生命。

1．冠心病的概念 冠心病是冠状动脉粥样硬化性心脏病的简称，是因冠状动脉粥样硬化使管腔狭窄或血栓形成并阻塞血管，冠状动脉血流和心肌需求之间不平衡而引起心肌损害，导致心肌缺血、缺氧和坏死，又称缺血性心脏病。根据冠状动脉病变的位置、范围和心肌缺血的程度，可将冠心病分为不同的类型，其中，以心绞痛和心肌梗死最为常见。

2．老年冠心病的特点

（1）无症状冠心病发生率高：无症状冠心病又称为隐匿型冠心病，可发生于冠状动脉狭窄的老年患者。心肌长期慢性缺血可引起心肌纤维化和严重心肌缺血，甚至发生心肌梗死，但是老年人没有典型的心绞痛症状，常以气促、胃肠道不适为表现。

（2）心绞痛症状不典型：老年人通常无胸痛，而是表现为胸闷、乏力、上腹不适、左肩痛、咽喉痛、牙痛等。

（3）急性心肌梗死症状不典型：没有心前区疼痛、胸骨后疼痛是老年人（特别是高龄老年人）的重要特征之一，患冠心病的老年人常以发作性呼吸困难、不明原因的低血压、晕厥、突然昏迷等症状为主要表现。

（4）并发症多：并发低血压、心源性休克、心力衰竭者较多，复发性心肌梗死也较多，且死亡率高。

老年人未能表现出冠心病典型的胸痛症状与以下因素有关：①增龄所致精神、意识的老化使疼痛感觉迟钝、减退；②冠状动脉狭窄呈渐进性；③增龄使感觉神经末梢受体敏感性降低；④呼吸困难、心力衰竭等掩盖了胸痛的症状。

3．冠心病症状

（1）发作性心前区疼痛是冠心病的主要表现，疼痛范围约为手掌大小，常由体力劳动或情绪激动诱发，也可以在饱餐、吸烟、排便时发生。

（2）出现心绞痛，多为短暂的冠状动脉狭窄、阻塞引起的中间或左侧胸部疼痛，患病老年人会感到胸部有压迫感，疼痛有时可放射至颈部、手臂或背部，时间持续为3～5分钟，一般不超过15分钟，休息或舌下含服硝酸甘油1～5分钟可缓解。

（3）老年人若出现胸部不适、活动时心悸、胸痛加重、症状发作频繁、烦躁不安，有时伴气促和大汗，持续时间可达数小时或数天，休息和含服硝酸甘油效果较差，多为发生了急性心肌梗死。

4．用药知识 疼痛发作时，立即遵医嘱舌下含服硝酸甘油1片，若症状不缓解，可间隔5分钟再次含服1片，含服时最好取半坐卧位或坐位，以免发生直立性低血压。如果症状仍未缓解，且伴有大汗淋漓、面色苍白、恶心、呕吐、呼吸困难等症状，极有可能是发生了心肌梗死，应立即采取抢救措施，拨打急救电话，切不可随意搬动老年人。药物治疗是控制冠心病病情的基础，老年冠心病常用药物详见表3-1-2。

表3-1-2 老年冠心病常用药物

药物类别	代表药物	不良反应及观察要点
血管扩张药	硝酸酯类代表药物，有硝酸甘油、硝酸异山梨酯	主要不良反应有头痛、头晕、低血压、颜面潮红等
抗血小板凝聚药	阿司匹林、替格瑞洛	主要不良反应有胃肠道出血或皮下出血、牙龈出血、瘀斑、心动过缓、上腹部不适，个别患者会有皮肤过敏反应，出现皮肤瘙痒、皮疹等

续表

药物类别	代表药物	不良反应及观察要点
β受体阻滞剂	卡维地洛、比索洛尔	主要不良反应有疲劳、轻度头痛、头晕、手脚发凉、心率减慢、眼干等
降血脂、抑制动脉粥样硬化药	瑞舒伐他汀、阿托伐他汀	主要不良反应有咽炎、头痛、肌肉疼痛，药物刺激胃肠道黏膜会容易出现反酸、恶心等

二、代谢性疾病的症状观察与用药相关知识

（一）糖尿病的症状观察与用药

1. 糖尿病的概念　糖尿病是一种常见的代谢性疾病，是由多种原因导致胰岛素分泌绝对/相对不足或胰岛素作用缺陷，引起糖类、蛋白质、脂肪代谢紊乱的全身性疾病，其特征是高血糖、糖尿、葡萄糖耐量降低。持续高血糖与长期代谢紊乱可导致全身组织，器官，特别是眼、肾、心血管系统和神经系统的损害和功能衰竭。

2. 老年糖尿病的特点

（1）老年人所患的糖尿病绝大多数为2型糖尿病。

（2）新发生的老年糖尿病大多起病缓慢，糖尿病症状不典型，常因出现并发症就诊时被检出糖尿病。老年糖尿病分为老年期起病的糖尿病和中青年期起病延续至老年期的糖尿病，由于多为2型糖尿病，故常缺少典型的"三多一少"症状，即多尿、多饮、多食、体重减轻。随着机体的老化，老年人口渴反射敏感性降低，多种疾病的交织会增强或减弱糖尿病的典型症状，加之不同药物治疗作用的影响，都可导致老年人无典型的疾病表现。

（3）在衰老过程中，人的基础代谢率逐渐下降，参与人体活动的肌肉组织代谢能力下降，机体对葡萄糖的利用能力也下降。

（4）老年人即使不超重，由于体力活动减少，肌肉的失用性萎缩也会导致葡萄糖的摄取能力降低。肌肉与脂肪的比例发生改变，脂肪相对增加，可使胰岛素敏感性下降。

（5）老年人机体老化，分散在胰腺中不规则的内分泌细胞群——胰岛也随之老化，胰岛分泌胰岛素的能力下降，使胰岛素降糖作用减弱。

3. 糖尿病症状

（1）"三多一少"症状：①多尿。血糖升高使血浆渗透压升高，带来渗透性的利尿作用；血糖升高超过肾糖阈时，大量葡萄糖由肾排出，水分伴随糖排出，产生多尿现象。②多饮。多尿使体内水分丢失过多，容易口渴，导致饮水增多。③多食。葡萄糖大量丢失，体内能量供应不足、来源减少，容易饥饿，进食量明显增加。④体重减轻。血糖虽升高，但胰岛素水平绝对或相对不足，葡萄糖利用率降低，脂肪、蛋白质的分解和消耗增加，加之失水而使体重减轻。有些2型糖尿病老年人由于发病前肥胖，在患糖尿病后，体重虽有减轻，但仍是超重或肥胖，故常忽视该症状。

（2）其他症状：部分患病老年人可首先出现疲劳、乏力、皮肤或外阴瘙痒。若

血糖升高过快，老年人可有视物模糊。

4．糖尿病的常见并发症

（1）高血糖高渗状态：又称高渗性昏迷，是常见的老年糖尿病急性并发症，以严重的高血糖、脱水为特点。多数患病老年人因感染、脑血管意外、摄入大量含糖饮料诱发本病或使病情恶化。起病时，老年人先有多尿、多饮症状，但多食不明显，继而出现反应迟钝、幻觉、定向障碍、偏盲、偏瘫等，晚期出现尿少甚至无尿，最后导致昏迷。

（2）低血糖：是指血浆中葡萄糖水平下降，成年人血糖水平降至 2.8 mmol/L 以下，糖尿病老年人血糖水平降至 3.9 mmol/L 以下。糖尿病老年人诱发低血糖的因素有注射胰岛素后进食量过少或未按时进食、用药剂量大或用法不当，以及药物治疗时少食、不食、延迟进食，不适当的运动如体力活动过多使葡萄糖消耗明显增加。低血糖老年人表现为手抖、心悸、流汗、乏力、饥饿、面色苍白、四肢厥冷，严重时发生抽搐、昏迷，甚至死亡。有些老年人发生低血糖时，交感神经兴奋症状如大汗、心悸、面色苍白等不明显，可表现为性格改变、失眠，或诱发心肌梗死。

（3）糖尿病足：下肢远端不同程度的周围血管病变、动脉供血不足、神经功能障碍及细菌感染，使患病老年人发生足部疼痛、溃疡、深层组织破坏和肢端坏疽等病变。早期表现是足部皮肤干燥、肢体发凉、畏寒、间歇性跛行，而后出现脚趾对称性麻木或疼痛，肢体感觉减退，皮肤发紫、发黑，合并明显的皮肤破溃、感染。糖尿病足是糖尿病严重且治疗费用很高的慢性并发症，是糖尿病非外伤性截肢的最主要原因。

5．用药知识 降糖药可分为口服降糖药和注射降糖药。口服降糖药主要包括双胍类和促胰岛素分泌类，两类药物联合使用对控制血糖有协同作用。注射降糖药主要是胰岛素注射液。

（1）双胍类：常用药物是二甲双胍。2 型糖尿病老年人，尤其是经饮食和运动治疗无效的 2 型糖尿病老年人，可选用双胍类药物。使用胰岛素治疗的老年人也可加用二甲双胍，以减少胰岛素使用剂量。不良反应中，消化道反应（如食欲缺乏、恶心、腹部不适、消化不良、腹泻等）最常见。

（2）促胰岛素分泌类：①磺酰脲类药物，如格列吡嗪、格列喹酮等。磺酰脲类药物的不良反应有低血糖反应，引发低血糖的主要诱因是药物剂量过大、体力活动过度、进食减少等。长期服用磺酰脲类药物可出现皮疹、皮肤瘙痒、体重增加。②非磺酰脲类药物，如那格列奈、瑞格列奈，可有效控制餐后血糖，起效快，作用时间短。副作用较少、较轻，偶发乏力、腹痛、恶心，偶见皮肤瘙痒、皮疹。

（3）胰岛素注射液：包括常规胰岛素、速效胰岛素、中效胰岛素、长效胰岛素等不同类别，不良反应有低血糖、注射部位脂肪萎缩及脂肪增生，少数患者可发生瘙痒、皮疹、水肿、视物模糊。

（二）痛风的症状观察与用药

1．痛风的概念 痛风是一种由嘌呤代谢紊乱引起尿酸钠积聚或尿酸排泄减少而导致的疾病。尿酸是嘌呤分解代谢的最终产物，血液中尿酸浓度升高时，尿酸以钠盐的形式沉积在关节、软组织、软骨中，当达到一定量时形成堆积群，在皮下积聚形成尿酸结晶（痛风石），沉积的尿酸结晶导致关节内和关节周围出现疼痛性炎症。

2．老年痛风的特点　老年痛风一般多与慢性疾病，如高血压、冠心病、糖尿病等有关，慢性疾病可以造成肾损伤，影响肾排泄尿酸的能力。疾病早期极易发生痛风石，可以发生在非典型部位，较易影响手部小关节。老年人痛阈值升高会导致关节疼痛的感觉减轻，少有强烈的关节剧痛，慢性关节炎钝痛较多见。

3．痛风症状

（1）急性关节炎期：起病急骤，多数老年人因在半夜突感关节剧痛，并伴以发热等全身症状而惊醒。常见第1跖趾关节受累（图3-1-3），指尖、掌指、肘、膝、足部其他关节也会发生反复发作的急性关节炎。发病的关节会红肿、有压痛、动作受限，影响日常活动。痛风累及大关节时，老年人有高热、头痛、疲乏、食欲缺乏等症状。

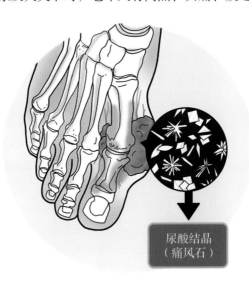

尿酸结晶
（痛风石）

图3-1-3　痛风累及第1跖趾关节

（2）慢性关节炎期：随着疾病的发展，尿酸在关节内沉积逐渐增多，累及的关节亦渐增多。病情发作频繁，发作后肿、痛不能完全消失，此时进入慢性关节炎期，出现关节畸形、关节僵硬和痛风石。当形成较大尿酸结晶及肾功能损害较严重时，会有肾病变表现，排尿时引起肾绞痛，出现血尿，发生继发感染。

4．用药知识

（1）镇痛、消炎、解热：常用药物有吲哚美辛、双氯芬酸等，不良反应有腹泻、恶心、胃灼热、反酸、食欲缺乏等胃肠道反应，以及血尿、水肿、失眠、头痛、皮疹等。

（2）抑制尿酸生成：常用药物有别嘌醇、非布司他等，不良反应有皮疹、恶心、腹痛、口腔溃疡形成、淋巴结肿大、发热、肝功能异常、贫血、眩晕等。

（三）系统性红斑狼疮的症状观察与用药

1．系统性红斑狼疮的概念　系统性红斑狼疮是一种多因素参与、可侵犯全身多器官及系统的炎症性、特异性、自身免疫性结缔组织病。其病因尚不明确，目前认为可能是由遗传、感染、环境、药物等综合因素导致的免疫紊乱引起疾病发生。

2．老年系统性红斑狼疮的特点　起病隐匿，进展缓慢，从发病到确诊的时间较长，临床表现不典型。早期可表现为非特异性和慢性消耗性疾病的症状，如疲乏、无力、消瘦、不典型皮肤病变等。患系统性红斑狼疮的老年人转化为狼疮性肾炎者较少见，但容易发生高血压、高脂血症、糖尿病等并发症。

3．系统性红斑狼疮症状　患病表现视受累组织而定，老年人可有发热、肌肉疼痛、肌无力、口眼干燥、口腔溃疡、关节痛、食欲缺乏、体重下降等。蝶形红斑是系统性红斑狼疮特有的皮疹型态，患病老年人两侧面颊出现对称性红斑，通过鼻梁相连，表面光滑，严重者可形成水疱、结痂（图3-1-4）。

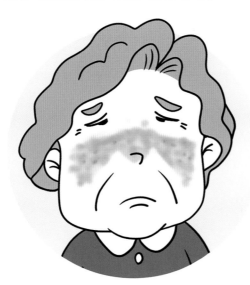

图3-1-4　蝶形红斑

4．用药知识

（1）糖皮质激素：发挥抗炎作用和免疫抑制作用，常用药物有泼尼松龙、倍他米松等，不良反应有体重增加、下肢水肿、骨质疏松、创口愈合不良、糖尿病病情加重，胃肠道刺激症状有恶心、呕吐，精神症状有欣快感、激动、不安等。

（2）免疫抑制剂：常用药物有硫唑嘌呤、硫酸羟氯喹等，不良反应有白细胞减少症，如乏力、头晕、食欲缺乏，还可有肝功能损害、恶心、黏膜溃疡、对病毒和细菌的易感性增加等表现。

三、呼吸系统疾病的症状观察与用药相关知识

（一）哮喘的症状观察与用药

1．哮喘的概念　支气管哮喘简称哮喘，是一种由多种细胞及细胞成分参与的气道慢性炎症，导致易感者出现反复发作的喘息、咳嗽、呼吸困难，这种发作常伴随广泛、多变的气流阻塞，随病程的进展可产生气道不可逆性缩窄。

2. 老年哮喘的特点 老年人机体及呼吸系统器官功能减退，气道对刺激的反应阈值降低，尽管有长期咳嗽史，但由于对症状不敏感而未能及时就医，加之基础肺功能减弱，一旦发病很容易导致危重型哮喘，甚至出现呼吸衰竭。患哮喘的老年人并发症较多，较常见的是冠心病、高血压和糖尿病。此外，因机体抵抗力下降和免疫功能降低，老年人易患感冒或并发呼吸道感染。

3. 哮喘症状 患病老年人可有咳嗽、气促、胸闷、胸部紧缩感、呼气性喘息反复发作伴哮鸣音、发作性呼气性呼吸困难、干咳或咳大量白色泡沫样痰。哮喘严重者不能仰卧，被迫采取坐位或半坐卧位，呈端坐呼吸，甚至出现发绀。夜间和（或）凌晨发作及病情加重是哮喘的特征之一。

4. 用药知识

（1）扩张支气管、平喘：常用药物有沙丁胺醇气雾剂、氨茶碱等，不良反应是心率加快、肌肉震颤、恶心、腹部不适，偶有头痛、视物模糊、失眠、皮肤过敏、口咽干燥。

（2）控制气道炎症：抗感染治疗是基础治疗，首选吸入类激素，如丙酸氟替卡松、倍氯米松鼻喷雾剂，不良反应有口腔及咽部白色念珠菌感染（鹅口疮）、声音嘶哑，少数患者可出现鼻及咽喉部黏膜干燥或烧灼感、味觉和嗅觉改变及鼻出血，偶见皮肤过敏反应，如皮疹、荨麻疹、瘙痒等。

（二）肺部感染的症状观察与用药

1. 肺部感染的概念 肺部感染是发生在终末气道、肺泡、肺间质的炎症，指肺部受到多种病原体，如细菌、病毒、支原体、衣原体、真菌等的感染而引起炎症反应，导致支气管黏膜充血、水肿，炎性分泌物渗出。其中，肺炎较具代表性。

2. 老年肺部感染的特点 老年人因机体老化及呼吸系统功能的改变，导致全身和呼吸道局部免疫功能低下，身体营养吸收不充分，加之患有其他慢性基础疾病，发生肺部感染的概率显著增加。肺部感染起病隐匿，寒战、高热等症状表现不典型，咳嗽多无力，并发症（支气管炎、肺脓肿等）较多。肺部感染可使原有的基础疾病，如高血压、冠心病、脑血管疾病进行性加重，出现心力衰竭、心肌梗死、脑出血、脑梗死等。

3. 肺部感染症状 寒战、发热、咳嗽、胸痛是老年肺部感染最常见的症状，发热时体温可达 40 ℃，部分老年人出现头痛、全身肌肉酸痛等现象。发病初期，老年人会有刺激性干咳，2 ~ 3 天后进入实变期，咳嗽频繁，开始咳少量黏痰，之后痰液呈脓性、可带血，活动后痰液逐渐增多。胸痛呈放射性，可放射至肩部及腹部，疼痛随呼吸和咳嗽加剧。

4. 用药知识 肺部感染的具体用药须依照导致感染的病原体种类和性质选择。细菌引起的肺部感染应服用抗生素类药物，如阿奇霉素、头孢克肟等，以对抗诱发疾病的致病菌、消除炎症，不良反应主要是胃肠道刺激，会引起腹泻、胃部不适、食欲缺乏等，也可能出现皮疹、荨麻疹、红斑等皮肤过敏反应，或者引起血小板减少、肝功能异常等。病毒引起的肺部感染应服用抗病毒药，如利巴韦林、奥司他韦等，常见的不良反应有贫血、乏力、眩晕、恶心、消化不良、失眠、皮疹、瘙痒等。

根据患病老年人的症状及表现，还可采取对症治疗，选择服用镇咳、化痰、解热、镇痛类药物。

（三）慢性支气管炎的症状观察与用药

1．慢性支气管炎的概念　慢性支气管炎是由感染或非感染因素引起的气管、支气管黏膜及周围组织慢性非特异性炎症。烟雾、有害粉尘、大气污染等慢性刺激和细菌、病毒感染可造成疾病的发生和发作。

2．老年慢性支气管炎的特点　起病隐匿，初期症状轻微，故不为人重视。老年人身体组织和器官呈衰老状态，抵御外界刺激和抗病能力明显减弱，吸入的有害物质可直接或间接造成支气管黏膜纤毛上皮细胞的损伤，使纤毛功能减弱或消失，并使腺体分泌功能亢进，过度分泌黏液。患者排痰能力弱或痰液排出困难，黏液或炎性渗出物易在支气管内潴留，为细菌的继发感染创造了条件。由于病程缓慢、病情迁延反复，待病程进展并发阻塞性肺气肿时，肺功能会进一步遭受损害，发展成肺源性心脏病。

3．慢性支气管炎症状　起初多在寒冷季节发病，出现咳嗽、咳痰症状，尤以清晨多见，痰液呈白色泡沫样，黏稠不易咳出。在感染或受寒后，症状迅速加剧，痰量增多，痰液黏稠度增加或呈黄色脓性，有时痰中可带血。随着病情发展，患者终年均有咳嗽、咳痰症状。哮喘性支气管炎老年人在症状加剧或继发感染时，常有哮喘样发作，气促、不能仰卧。患病老年人合并肺气肿时气促明显。

4．用药知识

（1）控制感染：常用的抗感染药有左氧氟沙星、阿莫西林等，不良反应包括胃肠道反应，如腹部不适、恶心、呕吐、腹泻等；过敏反应有药物热、皮疹、皮肤瘙痒；其他不良反应可有头晕、失眠等。

（2）祛痰镇咳：常用的药物有盐酸溴己新、复方甲氧那明等，不良反应有胃部不适、食欲缺乏、恶心等消化道反应，其他不良反应可见眩晕、皮肤发红、皮疹、瘙痒。

（四）慢性阻塞性肺疾病的症状观察与用药

1．慢性阻塞性肺疾病的概念　慢性阻塞性肺疾病简称慢阻肺，是一种以持续气流受限为特征的肺部疾病，气流受限呈进行性发展。慢阻肺会导致终末细支气管弹性减弱，肺泡过度充气、膨胀，肺容积增大，最终导致气道发生不可逆性阻塞。

2．老年慢性阻塞性肺疾病的特点　起病缓慢，病程时间长，早期症状轻微，常于吸烟、过度疲劳、寒冷季节、受寒感冒后发作，早晨起床及卧位变动时常引起排痰。患病早期的老年人在活动时可出现呼吸困难，随着气道阻力的增加，在轻度活动甚至卧床休息时也会出现气促和明显的呼吸困难。患病老年人气道屏障功能和免疫功能减退，体质下降，容易反复发生感染，并出现食欲缺乏、消瘦、腹胀、少尿等症状，易出现自发性气胸、肺源性心脏病等并发症。

3．慢性阻塞性肺疾病症状　患病早期的老年人在气候寒冷或突变时易咳嗽，但比较轻微，病情严重的老年人四季都咳嗽，早晨咳嗽较重，白天咳嗽较轻。清晨排痰较多，痰液颜色多为白色，发生感染时痰量会增多。劳动时或活动量大可出现呼吸困难。全身症状有疲劳、食欲缺乏、体重减轻等。

4．用药知识

（1）扩张支气管：以吸入性药为主，如沙美特罗替卡松粉吸入剂、异丙托溴铵气雾剂等，长期使用的不良反应包括心率加快、头痛、头晕、肌肉震颤、口干、鼻黏膜干燥、便秘、腹泻、腹部不适等。

（2）祛痰：常使用盐酸氨溴索（沐舒坦）、乙酰半胱氨酸等药物，不良反应有胃部不适、恶心、呕吐、腹痛、腹泻、食欲缺乏、流涕、胃炎等。

四、神经系统疾病的症状观察与用药相关知识

（一）阿尔茨海默病的症状观察与用药

1．阿尔茨海默病的概念　阿尔茨海默病是指在无意识障碍下缓慢、隐匿起病，以记忆障碍、认知功能受损、失语、人格和行为改变等表现为特征的原发性中枢神经系统退行性脑变性疾病。

2．阿尔茨海默病症状

（1）记忆障碍：是阿尔茨海默病的早期突出症状，以近期记忆减退和记忆保持障碍为主。其特点是记不住近期发生的事情，短时记忆和学习新知识困难；刚说过的话或做过的事转瞬即忘，不能记住熟人的姓名、电话号码，反复说同样的话或问同样的问题。随着病情的进展，远期记忆也受损，不能回忆自己的经历，甚至记不清亲人的姓名、家庭成员之间的关系和称呼。

（2）视空间障碍和定向障碍：是阿尔茨海默病的早期症状之一，如在熟悉的环境或家中迷失方向、走错卧室、找不到卫生间，外出无法找到回家的路。时间定向差，不知道现在的季节和年、月、日。

（3）抽象思维障碍：理解、判断、计算等认知功能受损，不能进行正确计算，思维迟钝、缓慢，不能区分事物的异同。

（4）言语障碍：早期为用词不当，找词困难，阅读、书写困难，进一步发展为错用词类、语句颠倒、词汇贫乏、词不达意，直至仅能发出不可理解的声音，或缄默不语。

（5）失认和失用：失认是不能认识人或鉴别物体，面容失认最为常见，不认识亲属和朋友，甚至丧失对自己的辨认能力。失用表现为不能正确做出连续性动作，如不能刷牙、系鞋带，穿衣时不分里外、前后，进食时不会使用筷子，常用手抓食或用嘴舔食。

（6）性格改变：最初表现为性格孤僻，不主动与人交往，自私、对人缺乏热情，冷淡，甚至对亲人漠不关心。情绪不稳定，易激惹，因小事而暴怒，无故打骂他人，进而不讲卫生，捡拾废品，甚至出现触玩污秽物品等异常行为，全然不顾及个人形象。

（7）精神与行为表现：包括错认、幻觉、妄想、徘徊、躯体和言语性攻击等。例如，把照片或镜子中的人错认为真人而与之对话，认为居室不是自己的家，或者有被窃、被害妄想。白天安静，傍晚烦躁，坐立不安、喊叫。睡眠倒错，夜间不睡、

到处走动，或者做些无目的的动作，白天则精神萎靡、瞌睡。躯体攻击、乱藏东西、不恰当地处理物品等都是患者常出现的行为表现。

3. 用药知识　因阿尔茨海默病的发病机制未完全明确，迄今尚无有效的治疗方法，药物治疗策略主要是延缓病情发展。

（1）改善认知功能：代表药物如多奈哌齐、卡巴拉汀，常见的不良反应有恶心、食欲缺乏、腹泻、乏力、皮疹、瘙痒等。

（2）控制精神症状：代表药物如帕罗西汀、氟西汀等，常见的不良反应有口干、食欲缺乏、恶心、失眠、乏力等。

（二）脑卒中的症状观察与用药

1. 脑卒中的概念　脑卒中又称脑血管意外、中风，是由多种因素共同作用导致脑血管受损而发生病变，造成局灶性或整体脑组织损害引起脑部疾病的总称，一般分为出血性和缺血性脑卒中。常见的出血性脑卒中包括脑出血和蛛网膜下腔出血；常见的缺血性脑卒中包括脑血栓形成、脑梗死和短暂性脑缺血发作。

2. 脑卒中症状

（1）出血性脑卒中：起病急骤，病情发展迅速。当出血量少时，头痛、呕吐症状不明显；当出血量大时，患者可出现头痛、头晕、恶心、喷射状呕吐、失语和不同程度的意识障碍，严重者可有二便失禁、面色苍白、大汗。出血引起脑损害时，病灶对侧可出现三偏综合征，即偏瘫、偏盲和偏身感觉障碍。其中，偏瘫是指患病老年人半侧躯体随意运动障碍，出现中枢性面瘫、中枢性舌瘫和肢体瘫痪；偏盲是指一侧眼正常视野缺失；偏身感觉障碍是指患病老年人半侧躯体的痛觉、温度觉和本体感觉障碍。脑出血好发于高血压老年人，常在情绪激动或过度兴奋、劳累，以及排便用力时发病。脑动脉破裂后血液进入蛛网膜下腔会导致蛛网膜下腔出血。

（2）缺血性脑卒中：症状表现与脑损害的部位和缺血的严重程度有关。动脉粥样硬化是脑血栓形成的基础病因，血液中有形成分聚集、沉积形成血栓，血栓脱落形成栓子，可阻塞远端动脉导致脑梗死。脑动脉斑块也可造成管腔狭窄或闭塞，使血流速度减慢，导致局部脑供血减少，出现脑梗死症状。血栓性脑梗死常在睡眠或安静休息等血流缓慢、血压降低的情况下发病，患者出现眩晕、头痛、吐字不清或不能讲话、步态不稳、肢体无力的症状，也可出现三偏综合征。少数患者可有不同程度的意识障碍，但持续时间较短。脑梗死老年人常伴有高血压、冠心病或糖尿病。短暂性脑缺血发作的长者可有一过性黑矇、眩晕、运动或感觉障碍，易导致跌倒。

3. 用药知识

（1）预防脑血栓形成：血小板的凝聚常是脑血栓形成的开端，阿司匹林、氯吡格雷等抗血小板药可防止血栓的形成。长期服用抗血小板凝聚药的老年人可能会出现皮肤瘀斑、皮肤及黏膜出血。

（2）降低血脂：他汀类药物如阿托伐他汀、辛伐他汀等可降低总胆固醇、三酰甘油和低密度脂蛋白水平。对服用他汀类药物的老年人要注意观察是否有头痛、眩晕、恶心、呕吐、皮疹、瘙痒、胃肠胀气、疲乏等症状。

（3）中成药：主要作用是活血化瘀、改善脑供血不足，包括川芎嗪、银杏叶片、血栓通胶囊等。

（三）帕金森病的症状观察与用药

1. 帕金森病的概念　帕金森病又称震颤麻痹，是一种常见的老年神经系统慢性退行性疾病，起病隐匿，以进展缓慢的运动障碍，如静止性震颤、肌强直、运动迟缓为主要特征。

2. 帕金森病症状（图3-1-5）

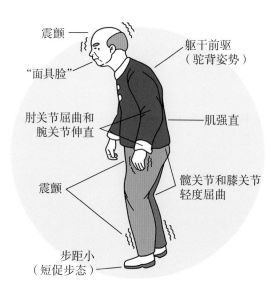

图3-1-5　帕金森病症状

（1）静止性震颤：多为首发症状。震颤常由一侧上肢远端开始，逐渐发展到同侧下肢及对侧肢体，手指出现有规律的拇指对掌屈曲的不自主震颤，拇指与屈曲的示指间可呈"搓丸样"动作，随着病程进展，下颌、口唇、面部可逐步受累。震颤的特点是静止时明显，活动时减轻，睡眠时可消失。

（2）肌强直：是帕金森病的主要特征之一，多由一侧上肢或下肢近端开始，逐渐蔓延至对侧或远端和全身肌肉。在老年人关节和肢体被动运动时，增高的屈肌和伸肌肌张力始终保持均匀一致，而感有均匀的阻力，称为"铅管样强直"；如老年人合并有震颤，伸、屈肢体时可感到在均匀的阻力中出现断续停顿，如同齿轮转动，称为"齿轮样强直"。面部肌肉强直时表情呆板，呈"面具脸"；颈部、四肢、躯干肌肉强直时，可出现头部、躯干前驱，上臂内收，肘关节屈曲，腕关节伸直，拇指对掌，指间关节伸直、手指内收，髋关节、膝关节轻度屈曲等特殊姿势，严重时可出现腰向前弯成直角、下颌触胸等特殊的屈曲体位或姿势，甚至生活不能自理。

（3）运动迟缓：随意运动不能或运动减少、减慢是帕金森病致残的主要原因。上肢不能做精细动作，开始行走和终止动作困难，上肢摆动幅度变小甚至消失。走路时呈慌张步态或前冲步态，步距变小，步态不稳，转弯时步态障碍尤为明显。有时在起步、行走、过门槛时会突然出现短暂的不能迈步，称为"冻结"现象。日常活动受限，如从坐位、仰卧位到站位困难，卧床时不能自行翻身；进食困难，手持汤匙取食物时发抖，不能准确送食物入口；不能穿衣、脱衣，以及解、系鞋带和纽扣，剃须、刷牙、沐浴、如厕困难；病情严重时咀嚼、吞咽困难，进食、饮水可致呛咳。

（4）非运动症状：帕金森病老年人除了有静止性震颤和运动迟缓等运动症状外，还可出现非运动症状，表现为情绪低落、睡眠障碍、乏力、有疲劳感及认知障碍等。

3. 用药知识　左旋多巴、多巴丝肼（美多芭）是经典的主要抗帕金森病药，不良反应有食欲缺乏、腹胀、恶心、呕吐等消化道症状，有些患者还可出现直立性低血压、口干、便秘、排尿困难、心律不齐等。

五、退行性骨关节病的症状观察与用药相关知识

（一）退行性骨关节病的概念

退行性骨关节病又称关节衰老，是慢性退行性病变，病因尚不明确，可能与增龄、劳损、肥胖等诸多因素有关。随着机体的老化，关节软骨失去原有的光滑度而变得粗糙不平、弹性下降，出现软骨损伤或碎片、边缘骨质增生（骨赘），软骨下骨质暴露，关节部位的软骨过度劳损后还可出现局部的软骨剥脱（图 3-1-6）。

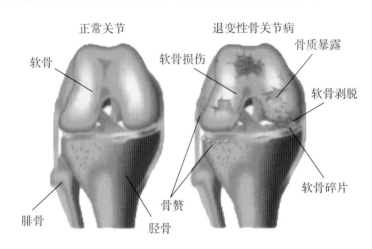

正常关节　　　退变性骨关节病

软骨　　软骨损伤　　骨质暴露　　软骨剥脱　　软骨碎片　　腓骨　　骨赘　　胫骨

图3-1-6　关节退行性病变

（二）老年退行性骨关节病的特点

老年人普遍存在骨关节退行性改变，尤多见于承受体重较大的膝关节、髋关节和脊椎。随着年龄的增长、人体结缔组织的老化，关节软骨容易发生退行性病变和剥脱，关节边缘韧带附着处形成骨赘。骨关节病病程发展缓慢，老年人会逐渐出现活动受限，以及关节疼痛、僵硬、肿胀、畸形等症状，并伴有关节弹响，甚至关节腔内可能出现积液。老年人最为常见的脊椎退行性疾病是颈椎病，其次是腰椎间盘突出症。

（三）退行性骨关节病症状

1. 关节疼痛　疼痛是退行性骨关节病的主要症状，也是导致功能障碍的主要原

因。特点是隐匿发作、持续钝痛，多发生在活动以后，活动增加时疼痛加重，休息可以缓解。膝关节发生病变后，上下楼梯、久坐或下蹲后突然起身可导致关节剧痛。疼痛与气候变化有关。

2. 关节僵硬 病变的关节在静止不动或活动减少后可出现关节僵硬，常发生在晨起或白天关节长时间保持一定体位时，表现为关节活动不灵活，屈伸、旋转时有不同程度的障碍。晨起时的关节僵硬又称晨僵，久坐后关节僵硬可加重，适当活动后逐渐减轻。

3. 关节肿胀 关节过度负重、劳累、运动、长期反复用力活动都可能造成关节周围韧带、肌肉等软组织和关节软骨的损伤，出现关节肿胀。

4. 关节活动弹响 多见于膝关节。手按压受累关节的同时活动该关节，可听到"咔哒"声。关节损伤或结构变异可致滑膜粗糙、韧带松弛、关节软骨剥脱，在运动时，关节会因摩擦而产生弹响，响声可清脆、沉闷或呈磨砂样，可伴疼痛或不适感。

5. 活动受限 骨质增生、软骨缺失、关节周围肌肉痉挛会导致关节活动受限，行走时失去平衡，下蹲、上下楼梯困难，关节不能持重。

（四）用药知识

1. 对症治疗 可应用美洛昔康、布洛芬等抗炎药进行消炎、镇痛、消肿治疗。不良反应有胃灼热、胃痛、恶心、腹泻、消化不良、胀气、皮疹、头痛等。

2. 保护软骨组织 可应用盐酸氨基葡萄糖、硫酸氨基葡萄糖等药物，不良反应有偶尔发生的轻度恶心、胃灼热、便秘、腹泻，有些患者可出现皮疹、瘙痒、皮肤红斑等过敏反应。

 思考题

1. 高血压老年人为什么不可自行停药或减药？

2. 冠心病疼痛发作时，服用硝酸甘油的注意事项是什么？

3. 糖尿病老年人为什么会出现"三多一少"症状？

4. 痛风老年人急性关节炎期的症状有哪些？

5. 老年人患系统性红斑狼疮有哪些特点？

6. 哮喘患者使用沙丁胺醇气雾剂时可有哪些不良反应？

7. 用抗生素治疗细菌引起的肺部感染时，常出现哪些胃肠道反应及过敏反应？

8. 请列举几种治疗慢性支气管炎的祛痰镇咳药物。

9. 慢性阻塞性肺疾病老年人的常见症状是什么？

10. 阿尔茨海默病老年人的主要症状有哪些？

11. 什么是三偏综合征？

12. 帕金森病静止性震颤的症状表现是什么？

13. 退行性骨关节病发生的原因是什么？

案例导入答题要点

1. 在胰岛素治疗过程中，照护师应密切观察长者的什么反应？

答：低血糖反应。低血糖发生的时间和频率因原因不同而异。轻者表现为流汗、乏力、心悸、饥饿、面色苍白、四肢厥冷，严重时发生抽搐、昏迷，甚至死亡。

2. 糖尿病足是糖尿病常见的并发症之一，其发生的原因和表现是什么？

答：

（1）糖尿病足发生的原因：下肢远端周围血管病变、动脉供血不足、神经功能障碍导致皮肤软组织破坏，引起组织水肿；外源细菌入侵、定植造成感染，使患者发生足部溃疡、肢端坏疽等病变。

（2）糖尿病足的表现：足部皮肤干燥、肢体发凉、畏寒、间歇性跛行；出现脚趾对称性麻木或疼痛，肢体感觉减退；水疱形成、破溃；皮肤发紫、发黑。

（刘建芬）

第二节　健康管理的非药物干预

2020 年 12 月 23 日，在国务院新闻办公厅举行的新闻发布会上，《中国居民营养与慢性病状况报告（2020 年）》正式发布，相关调查覆盖了全国 31 个省市区、近 6 亿人口，现场调查人数超过 60 万。报告显示：2019 年，我国慢性病导致的死亡人数占总死亡人数的 88.5%，其中，心脑血管疾病、癌症、慢性呼吸系统疾病的死亡率为 80.7%。我国 40 岁及以上居民慢性阻塞性肺疾病的患病率为 13.6%，与 2015 年发布的结果相比有所上升。居民癌症的发病率为 293.9/10 万，仍呈上升趋势，肺癌和乳腺癌分别位居男性、女性癌症发病首位。居民尤其是老年居民的健康状况更值得关注。

学习目标

1. 能够了解健康管理的概念。
2. 能够掌握健康风险评估的概念及意义。
3. 能够了解健康风险评估的操作方法。
4. 能够掌握健康干预的概念及意义。
5. 能够掌握生活方式干预的内容。
6. 能够了解老年人身体活动处方。

案例导入

李爷爷，74 岁，丧偶，家中无人陪伴，于 2020 年 5 月底入住养老机构。体检时发现李爷爷的血压为 160/90 mmHg，体重为 88 kg，患高脂血症，肝、肾功能正常，血糖值高，生活能自理，性格开朗，行动缓慢，便秘。

请思考：

1. 李爷爷现在的身体健康状况如何？
2. 李爷爷现存的健康风险因素有哪些？
3. 请为李爷爷制订一份健康运动干预方案。

一、健康管理概述

（一）健康管理的重要性

健康管理是一种理念，是将自己的健康由被动发展变为主动管理。我们都知道，在人的一生中，随着年龄的增长，各种疾病也会逐渐增多，病痛给人们的生存质量带来影响，从《中国居民营养与慢性病状况报告（2020年）》中可以看出，不健康生活方式普遍存在、超重和肥胖问题不断凸显、慢性病患病及发病率呈上升趋势。但随着健康中国"合理膳食行动"和《国民营养计划（2017—2030）》的推进和实施，居民的营养状况也在持续改善，中国成年人的平均身高持续增长；部分慢性病行为风险因素流行水平呈现下降趋势，如居民吸烟率、二手烟暴露率、经常饮酒率有所下降，即说明了健康管理的重要性。

（二）健康管理的概念

健康管理是以预防和控制疾病的发生与发展、降低医疗费用、提高生存质量为目的，针对个体及群体进行健康教育，提高自我管理意识和水平，并对其生活方式相关的健康风险因素通过健康信息采集、健康监测、健康评估、个性化健康管理方案制订、健康干预等手段持续加以改善的过程和方法。通过有效的健康管理可以做到在人的一生中不患病或少患病，即使患病了，也能够通过有效的健康管理来减少疾病的痛苦或加快疾病的治愈，最终提高生存质量达到延长生命周期的目的。

二、健康风险评估与操作

健康风险评估是制订有效的健康管理方案和进行卫生行政管理的重要手段之一，对了解人群健康状况、合理地分配资源起到重要作用。

（一）健康风险评估概述

健康风险评估是健康管理的基础。

1．健康风险评估的概念　指根据个体的生活方式、生理特征、心理素养、社会环境、遗传影响与健康状况来预测其寿命、慢性病和常见病的发生率或致死风险。因此，健康风险评估可以定义为：对个体的健康状况及未来患病和（或）死亡风险的量化评估。

2．健康风险评估的意义　在于增加个体对健康风险因素的认识，目前世界公认高血压、高血脂、超重及肥胖、缺乏体力活动、蔬菜及水果摄入不足、吸烟是慢性病的重要风险因素。而这些风险因素都和人们的生活方式密切相关，一些慢性病在目前的医学发展情况下是无法被治愈的，但其风险因素却是可以预防和控制的，特别是早期干预可极大地减少慢性病的发生并降低死亡率。

3．健康风险因素的概念　指机体内部和外部存在的使疾病发生率和死亡率增加的因素，包括个人特征、环境因素、生理特征等。个人特征包括不良的行为（如吸烟、酗酒、运动不足、膳食不均衡、吸毒、迷信、破坏生物节律等）、疾病家族史、职业等；环境因素包括暴露于不良的生活环境中和生产环境中等；生理特征包括相关实验室检查结果（如血糖、血脂紊乱）、体型测量（如超重）和其他资料（如心电图异常）等。

（1）健康风险因素的分类：健康风险因素是健康风险评估的依据，按是否可以纠正分为可改变的风险因素和不可改变的风险因素。不可改变的风险因素包括家族遗传史、老龄化状态、性别、环境等。可改变的风险因素包括不健康心理和不良生活方式（吸烟、酗酒、运动不足、膳食不均衡）导致的腰围异常、BMI超标（肥胖或超重），还包括血脂异常、血糖/血压/血尿酸偏高等，这些因素与个体健康状况或个体慢性病发生风险有密切的关系。

（2）健康风险因素的特征：健康风险因素的作用机制复杂，具有潜伏期长、明显的联合作用、特异性差、广泛存在等特征，因此，了解其对健康的影响将有利于加深对风险因素干预的认识，对防治疾病，尤其是慢性病的预防有重要的指导意义。

（3）主要健康风险因素：从《中国居民营养与慢性病状况报告（2020年）》中可看到，慢性病的发病率仍在持续升高，主要风险因素有不健康的饮食行为（热量、脂肪和钠的过度摄入）、体力活动缺乏、长期的精神紧张状态和心理压力，以及吸烟、酗酒。在这些因素的背后，是复杂的社会、文化、经济、环境和个人原因。精神和心理因素可能是我国慢性病高发的主要风险因素。

（二）健康风险评估的操作方法

健康风险评估在操作上通常由计算机技术支持，通过软件或信息平台来收集并跟踪反映个体健康状况的各种信息，提供个人健康信息清单、个体疾病风险性评估报告、个人健康管理方案及关于如何降低和控制风险因素的个人健康改造行动指南。

1．工作条件　备有健康风险评估表格、计算机（软件或信息平台）；体重计、血压计、其他体检设备及常规实验室检查设备。

2．内容与方法

（1）个人健康信息清单：填写包括疾病史、家族史、膳食及生活方式、体力活动、体格检查、心电图检查和实验室检查结果等个人健康信息。

（2）个体疾病风险评估报告：对个体患病的风险性进行定量评估，包括个体在未来若干年内患某种疾病的可能性，以及和同龄、同性别的人群平均水平相比，患某种疾病的可能性。具体步骤包括采集个人健康信息、进行有关医学检测和分析、信息录入及报告打印、解释报告内容、跟踪指导、随访（再次评估）、效果考核及评价。

三、健康干预方法

健康干预是指对影响健康的不良行为、不良生活方式和习惯等风险因素，以及不良健康状况进行综合处理的措施与手段。其意义在于：①降低疾病的发生风险；②控制疾病进展；③减少医疗费用。

根据干预对象、干预手段和干预因素的不同，健康干预可分为药物干预和非药物干预。非药物干预可分为生活方式干预、心理干预、中医适宜技术干预等。

（一）生活方式干预

1．生活方式的含义　健康生活方式是指有利于健康的一系列日常活动行为，具有以下几方面内容：①合理安排膳食；②坚持适量运动；③改变不良行为；④保持平和心态；⑤拥有合理睡眠；⑥坚持学习健康知识。

有调查表明，现代人群不健康的生活方式主要表现在以下几方面：①缺乏定期体检；②不吃早餐；③三餐无规律、暴饮暴食；④长期面对电脑；⑤久坐不动；⑥缺少沟通；⑦不能深度睡眠；⑧熬夜；⑨长期处于空调房中；⑩不及时就医。

不健康生活方式与疾病，特别是许多慢性病有着密切的关系，例如，经常不吃早餐容易引起胆结石；暴饮暴食、不规律进食容易增加肠胃的负担，增加患胃癌、肠癌的风险。在身体活动方面，现代人的职业特点及发达的交通工具也使得人们久坐不动，长期面对电脑容易引发静脉曲张、颈椎病、肩周炎等疾病；缺乏主动的锻炼容易发生肥胖，而肥胖又是高血压、高脂血症、糖尿病等慢性病的重要风险因素。据统计，在 50 年代，我国死亡的人口中约有 24% 的人死于生活方式疾病；在 90 年代末，则有约 75% 的人死于生活方式疾病；到了 21 世纪以后，有 85% 以上的人死于生活方式疾病。这一趋势应该引起我们的对生活方式的高度重视。

2．生活方式干预的意义

（1）生活方式干预有利于预防疾病的发生，促进个体或群体的健康。世界卫生组织针对严重影响人类健康的不良行为与生活方式提出了"健康四大基石"的概念，即"合理膳食、戒烟限酒、适当运动、心理平衡"，并指出，做到这四点便可解决70% 的生活方式问题，使平均寿命延长 10 年以上。

（2）生活方式干预有利于降低健康成本、提高健康效益。世界卫生组织调查显示，达到同样健康标准所需的预防投入、治疗费、抢救费比例为 1∶8.5∶100，即预防上多投入 1 元钱，治疗费就可减少 8.5 元，并节约 100 元抢救费。健康也是一种投资，并且这种投资是长期、周而复始的。养成健康、合理的生活行为方式就是我们在日常生活中对健康的一项投资，同时也是预防疾病的过程。无论是对于个体还是对于群体或整个国家而言，生活方式干预能够在有效预防疾病发生、控制病情进一步恶化、促进健康的同时，帮助个体或群体节约疾病治疗费用，以更小的成本获得更大程度的健康，从而降低健康成本、提高健康效益。

（3）加强生活方式干预有利于促进我国健康服务产业发展，提高全民健康素养。我国医疗卫生领域仍然存在着"重治疗、轻预防"的现象，而居民的疾病预防意识也非常的薄弱，从而导致花费更高成本去进行疾病治疗的情况。这不仅增加了居民的负担，同时也是我国医疗卫生费用持续上涨、居高不下的主要原因，也是因病返贫的主要原因。加大生活方式干预力度一方面能够促使居民认识到生活行为方式与健康的联系，提高居民的疾病预防意识；另一方面，也有利于我国医疗卫生体制的改革，使之向更好的方向发展。

3．生活方式干预的方法 生活方式干预的最终目的是通过改善个体或群体的健康行为来提高其健康水平。常见的生活方式干预方法主要有健康教育、激励及训练。

（1）健康教育：是生活方式干预的基础，其主要内容和目的包括传授健康知识、帮助教育对象转变健康观念，以及形成有益于健康的行为。健康教育对生活方式干预的作用是一个连续的过程，包括知、信、行 3 个方面。其中任何一方面的缺失都会影响健康行为的形成。因此，在进行生活方式干预时，应该强调被干预对象的主体地位，充分调动他们改善生活行为方式的积极性，促使其认识到自身在生活方式改善中的重要性，加强健康的责任感及自我健康管理的技能，从而真正长久地、有效地促使生活方式的改善，提高生活方式干预的效果。

（2）激励：是帮助被干预对象形成正确健康理念的有效手段，激励主要是由正面强化、反面强化、反馈促进、惩罚等技术措施组成。它主要的目标是强化被干预对象改善健康行为的意愿和信念，并最终把意念和信念转化为行动。

（3）训练：其最主要的目的是促使被干预对象切实掌握生活行为改善、矫正的技能，相对健康教育而言，训练更具有实践意义，它同时也是促进行为矫正的前提。训练的方法多种多样，主要包括讲座、现场示范、实践、技术培训、任务布置及强化反馈等。训练能够直接、有效地对被干预对象的健康起作用，达到预防疾病发生的目的。

以上 3 种生活方式干预的方法虽然在形式、具体作用点上有所不同，但它们有着共同的目的，即改善健康行为、避免健康风险因素、预防疾病的发生，进而提高健康水平。

4．生活方式干预的技术工具 随着现代信息技术的发展，互联网、物联网、云技术已经运用到我们生活中的各个领域。远程医疗、移动 APP 已经在健康领域得到了初步的运用。生活方式干预也可以采用现代信息技术，运用互联网和移动 APP 终端来获取健康行为的相关信息，宣传正确的健康理念，对干预对象进行持续性监管。这不仅可以打破时间、地域、部门的限制，充分利用一切信息，而且还可以扩大生活方式干预的范围，营造更强的健康氛围，为普及全民健康教育，改善全民生活行为方式提供了技术基础。

5．生活方式干预的内容

（1）膳食干预与膳食处方：膳食营养与人们的健康息息相关，不合理的膳食习惯不仅会导致营养素摄入不均衡和缺乏，还会直接诱发一些重大疾病。而合理的膳食不仅能够提高机体的功能，而且还能够预防疾病的发生、促进康复，对疾病的治疗具有一定的辅助作用。膳食处方应符合以下几方面。

1）食物多样、细软，少量多餐、预防营养缺乏。对于高龄、身体虚弱及体重出现明显下降的老年人，应特别注意增加餐次，除三餐外可加餐 2～3 次，保证充足的食物摄入。食量小的老年人应注意在餐前和餐时少喝汤水、少吃汤泡饭。有吞咽障碍和 80 岁以上的老年人可选择软食，餐时要细嚼慢咽、防止呛咳和误吸；对于贫血，以及钙、维生素 D、维生素 A 等缺乏的老年人，建议在营养师和医生的指导下选择适合自己的营养强化食品。

2）主动足量饮水，积极参加户外活动。老年人对缺水的耐受性下降，需要主动饮水，每天的饮水量达到 1500～1700 ml，首选温热的白开水。户外活动能够让老年人更好地接受紫外光照射，有利于体内维生素 D 合成和延缓骨质疏松的发展。一般认为，老年人应每天在户外锻炼 1～2 次，每次 1 小时左右，以轻微出汗为宜；或者每天至少走 6000 步。注意每次运动要量力而行，强度不要过大，运动持续时间不要过长，可以分多次运动。

3）延缓肌肉衰减，维持适宜体重。骨骼肌是身体的重要组成部分，延缓肌肉衰减对维持老年人活动能力和健康状况极为重要。延缓肌肉衰减的有效方法是吃、动结合，一方面要增加摄入富含优质蛋白质的瘦肉、海鱼、豆类等食物，另一方面要进行有氧运动和适当的抗阻运动。从降低营养不良风险和死亡风险的角度考虑，70岁以上老年人的 BMI 以不低于 $20\ kg/m^2$ 为宜。在血脂等指标正常的情况下，BMI 上限值可略放宽到 $26\ kg/m^2$。

4）摄入充足食物，鼓励家人陪伴进餐。老年人每天应至少摄入 12 种食物，应采用多种方法增加食欲和进食量，吃好三餐。早餐宜有 1 种以上的主食、1 个鸡蛋、1 杯奶，另配蔬菜或水果。午餐、晚餐宜有 2 种以上主食、1～2 个荤菜、1～2 种蔬菜、1 种豆制品。饭菜应色香味美、温度适宜。家人应对老年人多加关心、照顾、陪伴、交流，注意老年人的饮食情况和体重变化，及时发现与预防疾病的发生、发展相关的问题。

（2）运动干预与身体活动处方：运动干预主要是指根据干预对象的身体健康状况、兴趣、生活习惯、周围运动设施、运动目标等情况来制订运动计划并付诸实施的过程。过少的运动不仅会使人体的各项功能下降，而且还会引发肩周炎、肥胖、静脉曲张、颈椎病等疾病。而适量的、有规律的、持之以恒的运动能够使生命充满活力。人体进行身体活动时，会出现心搏、呼吸加快，以及循环血量增加、代谢加快和产热增多等反应。适量的运动对于骨质疏松、糖尿病、心脑血管疾病、肥胖等的预防和病情缓解具有较为明显的效果。针对居民的身体活动情况，我国发布的主要文件有 2009 年的《全民健身条例》、2011 年的《中国成人身体活动指南》等。

1）身体活动的概念：身体活动是指骨骼肌收缩，使机体能量消耗增加的任何身体运动。进行身体活动时，人体的反应包括心搏、呼吸加快，以及循环血量增加、代谢加快和产热增多等。

2）身体活动的分类：身体活动有多种分类方法，按能量代谢情况可以分有氧训练和无氧运动。

a．有氧训练：是指以躯干、四肢等大肌肉群参与为主的有节律、时间较长、能够维持在一个稳定状态的身体活动（如长跑、步行、骑车、游泳等）。这类活动形式需要氧气参与能量供应，以有氧代谢为主要供能途径，也称耐力运动。它有助于增进心肺功能、降低血压和血糖、增加胰岛素的敏感性、改善血脂和内分泌系统的调节功能，能提高骨密度、减少体内脂肪蓄积、控制不健康的体重增加。具体处方包括以每小时 4 千米的中等速度步行、以每小时 12 千米的速度骑自行车等。

b．无氧运动：可发生在有氧训练末期，也是抗阻力肌肉力量训练的主要形式。无氧运动同样有促进心血管健康和改善血糖调节能力等方面的作用，且能够使骨骼、关节和肌肉的功能更强大，不仅可以保持或增加瘦体重（又称为"去脂体重"，指除脂肪以外，身体其他成分的重量，主要包括骨骼和肌肉），延缓身体运动功能丧失，还有助于预防老年人的骨折和跌倒、缓解伤害。骨骼肌的代谢调节作用与糖尿病、肥胖和心血管疾病的发生和发展有关，因此，无氧运动的肌肉力量锻炼也有助于多种慢性病的预防和控制。

c．其他分类：根据生理功能和运动方式，身体活动还可以有以下类别。一是关节柔韧性活动，指通过躯干或四肢的伸展、屈曲和旋转运动，锻炼关节的柔韧性和灵活性。对预防跌倒和外伤、提高老年人的生活质量有一定帮助。二是抗阻训练，指肌肉对抗阻力的重复运动（如举哑铃、做俯卧撑等），具有保持或增强肌肉力量和耐力、增加肌肉体积的作用。抗阻训练可以改善肌肉功能，有助于保持和促进代谢状态，其对骨骼系统形成的机械刺激也有益于骨骼健康。抗阻训练可以延缓老年人肌肉萎缩引起力量降低的过程，可改善血糖调节能力，对预防跌倒、提高独立生活能力也有帮助。三是身体平衡和协调性练习，指改善身体平衡和协调性的组合活动（如体操、拳击、舞蹈等），可以改善人体运动功能、预防跌倒和外伤，提高生活质量。

　　3）个体身体活动原则：主要应遵循以下4项基本原则。

　　a. 动则有益：平时缺乏身体活动的人应改变静态生活方式、增加身体活动水平，通过活动使身心健康状况和生活质量得到改善。

　　b. 贵在坚持：机体的各种功能用进废退，只有坚持经常锻炼，才能获得持久的健康效益。

　　c. 多动更佳：低强度、短时间的身体活动对促进健康的作用相对有限，逐渐增加身体活动的时间、频率、强度和总量可以获得更大的健康效益。因此，应经常参加中等强度的身体活动。不同形式的身体活动对健康的促进作用亦不同，综合有氧耐力和肌肉力量锻炼可以获得更全面的健康效益。

　　d. 量力适度：运动应以个人身体素质为度，且要量力而行。体质差的人应从低强度锻炼开始，逐步增量。

　　4）老年人身体活动处方

　　a. 有氧训练：鼓励老年人参加日常生活中的有氧训练及身体活动，如园艺工作、旅行、家务劳动、参加娱乐项目等，对于高龄及体质差的老年人，不须强调锻炼一定要达到中等强度，应为老年人讲述运动的积累作用和长期坚持运动产生的综合健康效应。

　　b. 抗阻训练：健康老年人可徒手或采用哑铃、沙袋、弹力橡皮带和拉力器等进行抗阻训练增加肌力。对体弱或伴有骨质疏松症，以及腹部脂肪堆积者，还可采用弹力橡皮带进行腰背肌、腹肌、臀肌和四肢肌肉等的练习。抗阻训练的动作可分组进行，每组的动作不宜过多、阻力不宜过大，中间休息时间长短根据老年人体力情况确定。进行上述训练时，应以大肌肉群运动为主，抗阻训练过程中用力应适度、避免憋气，以控制血压升高的幅度，预防发生心脑血管意外。每周应做2次抗阻训练，也可隔天进行。

　　c. 功能性身体活动：包括肌力训练、关节柔韧性活动、身体平衡和协调性练习，以及上肢、下肢、肩、臀、躯干部及关节的屈伸练习。各种家务劳动、舞蹈、太极拳等也涉及功能性身体活动。

　　5）老年人身体活动标准

　　a. 强度：老年人身体健康状况和运动能力的个体差异较大，计划强度时应量力而行。对于体质好的老年人，可适当增加身体活动强度，以获得更多的健康效益。

b．时间：老年人有更多的时间从事身体活动，建议每天进行 30 ～ 60 min 中等强度的身体活动。如果身体条件允许，可进行更长时间的锻炼。如进行大强度的锻炼，则时间可以减半。老年人的身体活动时间可以按 10 min 分段累计。

c．频率：老年人的活动频率推荐与一般人保持一致，即鼓励每天都进行一些身体活动，并根据个人身体情况、天气条件和环境等调整活动的内容。

6）老年人身体活动注意事项

a．老年人参加活动期间应定期接受医学检查和随访。在老年人患有慢性病且病情不稳定的情况下，应与医生一起制订身体活动处方。

b．感觉和记忆力下降的老年人应反复实践掌握动作的要领，老年人宜参加个人熟悉并有兴趣的活动项目。为老年人编排的锻炼程序和体操应注意动作简单，以便于学习和记忆。

c．老年人应学会识别过度运动的表现。在运动时，体位不宜变换太快，以免发生体位性低血压。运动指导者应注意避免老年人在健身运动中受害。

d．对体质较弱和适应能力较差的老年人，应慎重调整运动计划，延长准备和整理活动的时间。

e．合并有骨质疏松症和下肢骨关节病的老年人，不宜进行高冲击性的活动，如跳绳、踢毽等。

f．老年人在服用某些药物时，应注意药物对运动产生的影响。如服用美托洛尔和阿替洛尔等 β 受体阻滞剂会在运动时抑制心率的加快。

（3）烟酒干预：戒烟限酒是"健康四大基石"之一，对身体健康具有重要的影响。烟草里面含有几十种致癌物质，对冠状动脉的收缩、寿命的减少及癌症的发生都有明显的作用。国内外的许多研究表明，长期吸烟会引发多种癌症，促使心脏病、脑卒中发作，以及慢性阻塞性肺疾病的发生。饮酒对健康有着双面作用，适当饮酒会对身体起到一定的保健作用，特别是葡萄酒，它能够在一定程度上预防心脑血管疾病的发生；而酗酒，即过度饮酒会对身体健康造成危害，酗酒容易引发脂肪肝、胃癌、不育、胎儿智力发育异常等情况。因此，戒烟限酒对于维护人体健康具有重要的意义。

（4）睡眠干预：主要包括有规律的起居及高质量睡眠 2 个方面。睡眠不仅可以使人的体力得到充分恢复和调整、脑力得到充分休息，而且还是身体排毒的重要过程。有规律的起居和高质量的睡眠能够强化机体的免疫系统，促进生长激素的释放。健康生活方式的干预离不开对睡眠的干预。

（5）成瘾行为的干预：成瘾行为是一种额外的超乎寻常的嗜好和习惯，它主要包括吸烟、酗酒、滥用药物、沉迷网络、吸毒、赌博等。成瘾主要指成瘾行为所涉及出的一些心理和行为表现，它具有生理性依赖、心理性依赖、社会性依赖及戒断症状等。成瘾行为对个体健康的影响是多方位的，不仅会影响躯体健康，而且会影响心理健康、社会适应性及道德健康。因此，对成瘾行为的干预着重于在成瘾行为形成之前，从成瘾行为的内、外影响因素出发，来预防成瘾行为的产生。对于已经形成成瘾行为的情况，应该积极运用多种方法来进行干预，如心理治疗、认知疗法、药物治疗及行为治疗等综合干预方法，以防止成瘾行为的加深和不可逆性。

（二）心理干预

所谓心理健康是指在身体、智力，以及在情绪上与他人的心理健康不相矛盾的范围内，将个人心境发展成最佳的心理状态。具体表现为：身体、智力、情绪十分协调；适应环境，在人际交往中能彼此谦让；有幸福感；在工作和职位中能充分发挥自己的能力，有效率地生活。但老年人机体各部分（包括大脑）逐渐老化、功能减退，出现视物模糊、双耳失聪、行动不便、皮肤多皱、毛发变白或脱落、代谢减慢、免疫功能低下等情况，在老年人生理方面发生改变的同时，心理方面也发生着改变。

1．老年人心理问题的主要特征

（1）高龄性：即心理疾病易发生于高龄人群中，且随着年龄的升高，其发生率也随之升高。

（2）广泛性：即心理疾病在老年人中广泛存在、比例较高，且呈现明显上升趋势。

（3）多样性：即心理疾病存在表现形式多种多样。

2．老年人常见的心理问题　焦虑、恐惧、失落感、孤独感、怀旧心理等（详见本教材第二章第一节——老年人心理照护内容）。

3．解决心理问题的处方

（1）学习：照护师与老年人一起学习，了解情绪的好坏与健康的密切关系。学会调节自我情绪的技巧，例如，忧愁时要释放、娱乐；思虑时要分散、消遣；悲伤时要转移、倾诉；惊慌时要镇静、沉着；过喜时要收敛、克制；愤怒时要制怒、宽容……只有这样，才能让老年人心情开朗，时刻保持积极向上的心理状态，保持良好的情绪，心情愉悦会使食欲增加，呼吸、脉搏、血压平稳，有利于老年人的身体健康。

（2）知足常乐：我国古代很讲究养生学，其中重要的一条就是"乐天知命"。"乐天"就是乐观地对待事物的发展，"知命"就是了解世界上事物发展的规律。知足常乐主要是指心平气和地应付出现的各种困境，既不盲目乐观，也不自寻烦恼。知足常乐使老年人在任何环境下都能保持乐观情绪，避免因事情不顺利而引起的种种烦恼。

（3）关注健康：每年检查一次身体，以了解身体的健康状态。当发现不适时，应及时就医检查，不过分疑虑，思虑过多易导致心情抑郁，反而容易降低对疾病的抵抗力。过去被认为是不治之症的癌症，只要早发现、早治疗，"带癌生存"是没有问题的。只要改变生活方式，保持有节律的起居，避免情绪波动，心脏病、高血压等疾病同样可以缓解甚至治愈，这方面的病例是真实存在的。

（4）健康的生活方式：保持日常生活的规律性能够促进人体生物钟的正常运行，能够有效促进老年人身心健康。因此，老年人要养成良好的生活习惯，起居有常，不熬夜，不贪睡，不吸烟，不酗酒，勤更衣；饮食有节，营养搭配合理，不贪食，不节食，定时、定量进食，粗细粮混食，荤素搭配，保持良好的排便习惯。

（5）加强沟通和交往：加强人际交往对老年人来说是不可忽视的晚年生活活动力

源泉之一。老年人要避免社会退缩的不良行为，应深感社会生活的重要性，通过各种方式走向社会，积极与他人交往，主动保持与外界的联系，从社会生活中寻找精神寄托和生活动力，参加老年教育，发展自我，做到老有所学、老有所为，从沟通和交往中体验到归属感与成就感，并提升自尊。

（6）离退休老年人的心理调适：离退休或即将退休离岗的老年人要正确地认识离退休是我国的人事劳动制度，是社会生活中的正常现象，是社会对自己人生价值的肯定。离退休后，老年人有时间满足自己的兴趣和爱好，应学会科学养生、与疾病共处。应定期组织老年人进行一些时事形势教育和政策法规教育，组织他们参加一些有教育意义的参观考察活动，以开拓他们的视野。

（7）丧偶老年人的心理调适：丧偶老年人的心理调适能力在很大程度上取决于家庭和社会环境。无论是子女，还是亲朋好友的理解、体谅、关怀都可以帮助老年人重新树立起生活的信心。当丧偶老年人的情绪极度悲伤时，需要家人、子女的陪伴，需要通过各种方式尽情地宣泄情绪，如在亲友面前倾诉或大哭一场。倾听是最好的陪伴，也可让丧偶老年人到亲友或子女处小住一段时间，设法转移老年人的注意力。丧偶老年人应多接触外面的世界，多结交朋友，多参加有益健康的文体活动。如果这种紧张、焦虑、悲观、抑郁情绪持续 1 ~ 2 个月仍不消退，老年人应积极主动地求助心理医生进行心理疏导，必要时辅以药物治疗。通过心理调适让老年人迎着火红的夕阳，坚强、乐观地生活下去。

（8）家庭和社会的关心：和睦、温馨的家庭能使老年人心情愉快、生活幸福，不良的情绪自然消散。老年人要处理好夫妻关系，相互尊重、相互敬爱、相互信任、相互体贴、相互关照、相互理解、相互勉慰；子女应尽自己赡养、孝敬老年人的责任，要多从精神上和物质上关心老年人，让老年人享受到儿孙绕膝、晚辈嘘寒问暖的天伦之乐；家族姻亲间的和谐交流可增强归属感、消除孤独感，也有益于解决某些老年人的家庭矛盾和困难。

（9）坚持健身活动：老年人参加各种活动能增强自己的体质，克服或延缓增龄带来的各器官功能的衰退。老年人可根据自己的身体情况和兴趣，有选择地、有规律地进行活动、康复锻炼，从而增强食物的消化、吸收，增加全身各器官的血液供应，促进新陈代谢。康复锻炼有助于缓解脑力劳动带来的疲劳，能锻炼神经系统对疲劳的耐受能力，增进大脑兴奋与抑制过程的转化能力，从而加强神经系统的稳定性，提高反应性和灵活性，使人精力充沛。

（三）中医适宜技术干预

中医适宜技术通常指那些安全有效、成本低廉、简便易学的中医药技术，又称中医药适宜技术。现代医学也将中医适宜技术称为中医传统疗法、中医保健技能、中医特色疗法或中医民间疗法。中医适宜技术是我国传统医学的重要组成部分，其内容丰富、范围广泛、历史悠久，集合了历代医家的不懈探索和经验成就。

1. 常用的中医适宜技术

（1）针法："针"是指"针刺"，是一种利用各种针具刺激穴位来治疗疾病的方法。针法包含体针疗法、放血疗法、头针疗法、耳针疗法、足针疗法、腕踝针疗法、梅花针疗法、火针疗法、电针疗法、穴位疗法、针刀疗法等。

（2）灸法："灸"是指艾灸，是将艾绒或其他药物点燃后直接或间接在体表穴位上温熨、熏蒸，借灸火的热力及药物的作用，通过经络的传导，以温通气血、疏通经络、调和阴阳、扶正祛邪、行气活血、驱寒逐湿、消肿散结等作用，达到防病、治病的一种方法。艾灸不但可以预防疾病，而且能够延年益寿。"人于无病时常灸足三里、三阴交、关元、气海、命门、中脘、神阙等穴，亦可保百余年寿也"。艾灸神阙穴可使人延年健康。

（3）按摩疗法：也属于手法类，包括头部按摩、足底按摩、踩跷疗法、整脊疗法、捏脊疗法、背脊疗法、拨筋疗法、护肾疗法、按揉涌泉穴、小儿推拿疗法、点穴疗法等。按揉足底的涌泉穴能够起到养生保健、延年益寿的功效。

（4）中医外治疗法：又称外治疗法，包括刮痧疗法、灌肠疗法、火罐疗法、竹灌疗法、药摩疗法、天灸疗法、盐熨疗法、熏洗疗法、药浴疗法、香薰疗法、火熨疗法、芳香疗法、外敷疗法、膏药疗法、中药蜡疗、敷脐疗法、蜂针疗法等。

（5）中医内服法：包括方药应用（老中医验案、民间土单验方应用、古方今用、成药应用、临床自拟方应用），以及中药雾化吸入疗法、中药茶饮法、中药药酒疗法、饮食药膳等。

（6）中药炮制适宜技术："依法炮制，复方配伍"是中医临床用药的特点，包括中药材、中药饮片和中成药3种形式。炮制是中医药的专业制药术语，其历史悠久，经过炮制的中草药能降低或消除其毒副作用，保证用药安全，提高了中草药的效果。

2. 常用的中医适宜技术小处方

（1）偏头痛：头痛发生在头部颞侧称为偏头痛。引起偏头痛的原因有很多，典型的血管痉挛性偏头痛的发生与受寒、精神紧张、过度疲劳有关，久视、受寒极易引起颞肌痉挛致穿行在筋膜、肌肉内的血管扭曲、变形或出现紧痛，得温则缓。

取穴：率谷穴，将外耳郭纵向对折，耳尖垂直向上2横指（1.5 cm）的位置。用拇指侧立按压穴位，其他4指固定于头上，轻轻抚摸，可在拇指下面感到有一明显的横行条索，这个条索所在的位置就是率谷穴。这是足少阳胆经的一个穴位，当我们出现偏头痛时，此穴体会出现明显的结节（图3-2-1）。

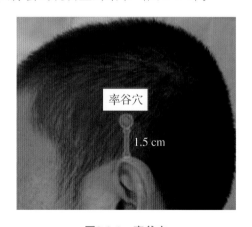

图3-2-1　率谷穴

操作方法：当出现偏头痛时，用拇指由下向上弹拨此穴位，每次弹拨 30 ～ 50 次，连续做 5 ～ 10 min 可以缓解偏头痛。平时经常弹拨此穴位 2 ～ 3 min 可以达到预防血管痉挛性偏头痛的目的。

（2）牙痛

取穴：合谷穴，在手背第 1、2 掌骨间，第 2 掌骨桡侧的中点处（图 3-2-2）。

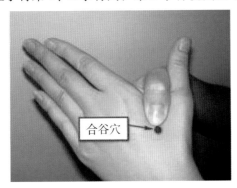

图3-2-2　合谷穴

操作方法：按压合谷穴时应靠近示指骨端，会出现放射性的酸痛感，放射至示指指尖；在示指骨端可触及到一个结节，按压时会出现巨大的酸痛感，甚至无法握笔，此时牙痛将会缓解。

（3）失眠

a．心肝火旺引发的失眠：表现为每天晚上入睡困难，凌晨 1—2 时、3—4 时各醒一次，醒后不太容易再入睡，睡着后多梦、心烦，左侧肋骨下方经常有刺痛感，同时伴有心悸、口干等症状。舌象示舌体瘦、色红，诊断为肝气郁结，郁而生热，化火扰心导致心肝火旺，故清心肝火。

取穴：手厥阴心包经的井穴中冲穴在中指末端最高点，距离指甲游离缘 0.33 cm（0.1 寸）处，代心受邪，替心行令。同时选手少阳三焦经的井穴关冲穴在环指靠近小指一侧的指甲根角处，点刺出血。

b．肝肾阴虚引发的失眠

取穴：可选用照海穴，在足内侧，内踝尖下 3.3 cm（1 寸）、内踝下缘边际凹陷处，以及涌泉穴（足心最凹陷的中心部位，图 3-2-3）和太溪穴（足内侧，内踝后方与足跟骨筋腱之间的凹陷处）。经常按揉穴位，轻柔、持久、缓和的按摩刺激能起到逐渐补益、滋养肾阴的作用。

c．心气不足引发的失眠：入睡困难、睡眠易醒、张口呼吸、呼吸暂停、晨起眼皮肿、手胀、后背发凉，以及舌象为舌体胖大、松软色淡者，应考虑为心气不足、心神失养，故宜补益心气。

取穴：艾灸膏肓穴（位于第 4 胸椎棘突下，后正中线旁开 4 横指，图 3-2-4），揿针太渊穴（掌心朝上，腕横纹的桡侧，

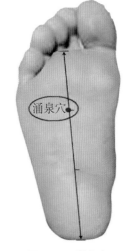

图3-2-3　涌泉穴

拇指立起时，有大筋竖起，筋内侧凹陷处），睡前贴针 4 小时，具有很好的补益心气的作用。

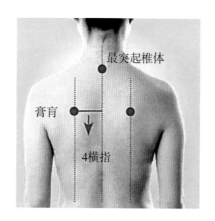

图3-2-4 膏肓穴

（4）眼干燥症：引起眼干燥症的原因有很多，与自身体质、用眼过度、周围环境等因素有关。眼干燥症是一种泪液分泌异常，以眼睛干涩为主要症状，同时伴有畏光、分泌物增多，甚至疼痛等炎症反应。

取穴：点揉天应穴（在攒竹穴与睛明穴之间），眼睛开始湿润起来后，再做转眼球的动作，即左上至右下、右下至左上的单方向运动，然后闭上眼睛慢慢地旋转眼球，让泪液均匀地分布在眼球的表面，达到湿润眼睛、缓解眼部干涩症状的目的。

（5）老年性高血压：是老年人肝肾阴虚引起的血压升高，脉压通常大于 50 mmHg，血管弹性发生改变。

取穴：太渊穴，原地做小范围的快速摩动，每分钟 120 ～ 200 次，每次做 3 ～ 5 min，左右手交替，每天可多做几次。注意摩动范围宜小，且不可向下用力挤压桡动脉。

（6）耳鸣：3 个动作缓解、改善耳鸣。

a. 推搓门宫穴（图 3-2-5）：门宫穴是耳门、听宫和听会 3 个穴位的总称，它位

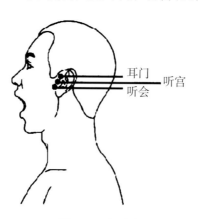

图3-2-5 门宫穴

于耳屏前侧。首先将我们的双手搓热，然后用示指上下来回地搓，每次搓30~50下，以耳朵发红、发热为宜，早晚各一次，可以起到疏通经络、开窍聪耳的益处，还能够缓解和改善耳鸣的情况。

b．鼓膜按摩法：先将双手搓热，快速地按压在双耳上面，按压后再松开，反复重复30次。这个动作是通过改善耳道内的压力，对中耳形成一个良性的刺激，起到促进血液循环、缓解耳鸣的效果。

c．握固：拇指放在小指的末端，稍用力握紧，停留3秒钟，然后再松开，反复如此，直到手心微微发热为宜。此动作可以益肾固肾，缓解肾气不足导致的耳鸣。

（7）糖尿病日常保健：当人体出现代谢功能障碍，特别是患糖尿病的时候，在小腿内侧、足太阴脾经的循行路线上，地机和漏谷穴之间会出现一个阳性点，表现为特别疼痛、特别肿胀，甚至出现结聚现象的结节。该阳性点可变动，其中间某一个部位表现比较明显，这个穴位即为胰腺点（图3-2-6）。

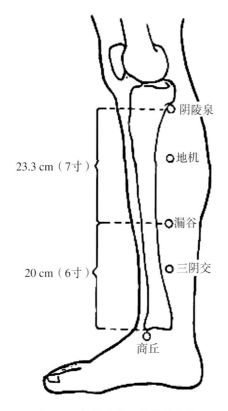

图3-2-6　糖尿病的日常保健穴位

取穴：胰腺点即小腿内侧，中1/3，地机和漏谷穴连线的中点。在胫骨的后缘可以摸到一个筋节或痛点，找到后对此部位进行弹拨，由轻到重，直到筋节或痛点打开、疼痛减轻。

3．常用的急救小处方

（1）发生急性脑梗死——穴位刺血：穴位刺血主要有清热泄热、醒神开窍、苏厥救助的作用，用于院外急救，或者作为在等待救助时的辅助急救办法，以达到保住生命、缩短病程、减轻症状、减少预后并发症的目的。

取穴：井穴，即手十指末端和脚十趾末端、12条经脉的起始部或终末端穴位。井穴神经末梢分布比较丰富，针刺时疼痛感较强，有醒神、开窍的作用。

操作方法：用一次性采血针刺穴，挤出2～3滴血即可。

（2）顽固性呃逆：频繁、不断地打嗝，又称神经性呃逆。

取穴：内关、胃心胸，是八脉交汇穴，又是手厥心包经的络穴，专门治疗心、胃相关疾病，特别是对心、胃及中间横隔的自主神经系统症状有控制作用，呃逆就是自主神经紊乱的症状之一。膈俞、至阳、攒竹穴是足太阳膀胱经上的第2个穴，在眉毛内侧端一个明显的小凹陷处，用指尖立起来点住这个凹陷、掐点，酸胀感强。耳轮脚末尾的位置为耳中穴，可行电刺激（图3-2-7）。

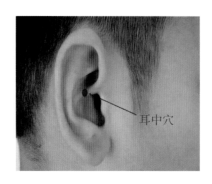

图3-2-7 耳中穴

思考题

1. 健康管理和健康风险评估的概念是什么？其意义有哪些？
2. 健康风险因素有哪些？
3. 健康风险评估的操作方法有哪些？

案例导入答题要点

1. 李爷爷现在的身体健康状况如何？

答：李爷爷的身体健康状况不容乐观，存在"三高"现象，即高血压、高血脂、高血糖，需要照护师加倍关注，做好生命体征监测，加强健康教育与健康管理。

2. 李爷爷现存的健康风险因素有哪些？

答：①血压高、便秘，有发生脑卒中的风险；②高血脂，有血液黏稠度升高、发生动脉粥样硬化的可能；③血糖高，有发生糖尿病和糖尿病并发病症，即周围血管神经病变的可能。

3. 请为李爷爷制订一份健康运动干预方案。

答：李爷爷，74岁，建议其健康运动干预方案如下。

每日晨起散步半小时；上午练太极拳，下午甩手、拉伸半小时；晚餐后散步 0.5 ~ 1 小时；睡觉前做 10 ~ 15 分钟床上活动，促进睡眠。

（林　京）

第四章　运动相伴　延续精彩——康复照护

第一节　康复照护概述

现代医学认为，康复是在生理或解剖缺陷的限度内和环境条件许可的范围内，确保伤病、残疾人员在躯体、心理等方面的潜能得以最充分的发展的过程。对于老年人疾病导致的行为能力的减退，康复体现在对老年人日常生活活动能力的康复训练与照护。需要康复照护的老年人应由医养结合照护师或其家属协助进行被动运动训练，防止发生失用性萎缩，使老年人尽可能地恢复自我生活能力，提高老年人的生活质量。

学习目标

1. 能够理解康复的定义。
2. 能够掌握康复的原则。
3. 能够理解医养结合照护师在康复治疗中的作用。

案例导入

王爷爷，78岁，患高血压30余年，近期出现记忆力减退，老伴患有帕金森病，平时老两口相互照顾。2周前，王爷爷在家中突然晕倒后被送至医院，经抢救脱离危险，但左侧肢体偏瘫，失语伴吞咽障碍。出院后与老伴一起进入养老机构待进一步康复。

请思考：

1. 王爷爷进入养老机构后的康复目的是什么？
2. 对王爷爷开展康复训练的常见方法有哪些？
3. 医养结合照护师在康复训练中发挥的作用是什么？

一、康复概述

（一）康复的定义

康复的原意是指复原，有恢复原本的能力之意，现代康复是指综合地、协调地应用医学的、教育的、社会的、职业的各种方法，使病、伤、残者（包括先天性残疾）已经丧失的功能尽快地、尽最大可能地得到恢复和重建，使他们重新走向生活、重新走向社会。世界卫生组织提出，康复不仅针对疾病，而且着眼于整个人在生理上、心理上、社会上及经济能力上的全面康复。

（二）康复的目的

康复的目的是针对病、伤、残者的功能障碍，以整体的人为对象，最大限度地减轻病、伤、残者的功能障碍或恢复病、伤、残者的功能，从而提高他们的生活质量，促使其早日重返家庭、回归社会。

（三）康复的理论基础

1. 神经学理论基础　神经系统是人体起主导作用的功能调节系统，控制和调节着各个系统的活动，体内各器官、各系统的生理活动在神经系统的直接或间接控制下密切配合，使人体成为一个有机整体。神经系统的损伤较为多见，分为可逆性和不可逆性两类，康复训练在可逆性神经损伤方面发挥着重要作用。

2. 人体生物力学理论基础　在人体中，骨骼在肌肉的拉力作用下围绕关节轴转动，称为骨杠杆。人体的骨杠杆运动分为3种形式：支点在力点和重点之间称为平衡杠杆，如康复训练中的仰头和俯首运动；重点在支点和力点之间称为省力杠杆，如康复训练行走时提起足跟的动作；力点在重点和支点之间称为费力杠杆，如康复训练中的肘关节运动，这种运动必须以较大的力量才能克服较小的重量，且运动速度快、运动范围很大。

3. 人体运动学理论基础　人体运动学是运用物理学方法来研究人体节段运动和整体运动时，各组织、器官的空间位置随时间变化的规律，以及伴随运动而产生的一系列生理、生化、心理等改变。人体运动学是康复训练的重要理论基础，涉及的人体运动学康复训练包括被动运动和主动运动之中的助力主动运动、抗阻主动运动。

（四）康复的范畴

康复的范畴也是康复的内涵，包括医学康复、教育康复、职业康复、社会康复和康复工程。

（五）提供康复的服务方式

1. 机构康复　包括综合医院中的康复科、康复门诊、专科康复门诊，以及康复医院、专科康复医院等。

2. 上门康复　指具有一定水平的康复人员到病、伤、残者的家里或所在社区提供康复服务，该种服务方式受到环境等条件的限制。

3. 社区康复　主要依靠社区资源，建立一个由社区领导，卫生人员，志愿者，本社区内病、伤、残者及其家属参与的康复系统。

（六）康复的原则

1. 功能康复　康复应尽早开始，预防在先。康复训练应在出现功能障碍之前进行，形成预防康复，在病情及治疗措施允许的情况下，越早开始功能恢复越快。应早期进行康复训练并贯穿始终，尽量减少因创伤或疾病导致的病变，使功能获得最大限度地恢复。

2. 全面康复　实施康复训练时应心身并举，教、练结合，即把病、伤、残者作为整体，实施全方位的康复，从病、伤、残者的身心、职业、家庭和社会方面实施各种康复训练。康复训练应由被动康复过渡到自我康复，病、伤、残者积极主动参与训练，应激发病、伤、残者能够独立完成康复训练的积极性，增强他们的康复信心，实现全面康复。

3. 重返社会　将康复训练与日常活动、家庭环境、社会环境相结合，使病、伤、残者尽早恢复自理能力，重返家族、回归社会。

二、康复的种类与常见方法

（一）康复的种类

1. 预防性康复　康复介入越早、效果越好。预防性康复能防止残疾发展为残障，防止原发性残障发展为继发性残障。

2. 治疗性康复　康复治疗是针对住院长者进行的康复训练和针对离院恢复期长者进行的康复指导，目的是促进病、伤、残者快速恢复健康。

3. 康复性训练　康复性训练分为预防性康复和损伤性康复，根据病程阶段和康复目的不同可实施不同的康复性训练。

（二）康复的常见方法

1. 物理疗法　即非药物治疗，是针对人体局部或全身性的功能障碍和病变采取的非药物性、非侵入性的治疗，以此来恢复身体原有的生理功能。

2. 运动疗法　指利用器械、徒手或利用长者自身的力量，通过某些运动方式（主动运动或被动运动等），使病、伤、残者的全身或局部运动功能、感觉功能恢复的康复训练方法。

3. 作业疗法　是让病、伤、残者参与不同的作业，参加一定的生产劳动来治疗疾病的一种方法，又称为劳动疗法，简称"工疗"。

4. 言语治疗　原指为矫正发声和构音缺陷而设计的与行为有关的治疗技术和方法，现在主要指用于失语症和言语障碍的康复训练方法。

5. 心理疗法　是运用系统的心理学理论与方法，从生物－心理－社会角度出发，对病、伤、残者的损伤、残疾和残障问题进行心理干预，来提高病、伤、残者的心理健康水平。

6. 中医疗法　指运用中国传统医学研究人体生理、病理，以及疾病的治疗和防治等的一门学科，中医疗法可分为食、针、药等治疗方法。

7. 其他　包括康复营养、文娱疗法等。

三、老年人康复照护的内容

1．安全防护 老年人进行康复训练时，应做好安全防护工作。

2．辅具的使用 借助辅具进行康复训练时，应指导老年人正确使用康复辅具和生活辅具的方法。

3．关注身心 在老年人康复的过程中，应细心观察并及时反映老年人的身心状况，老年人反应迟钝，照护师在照护时不能完全依靠老年人的主诉来发现身体的变化。

4．老年人日常生活活动能力的康复训练与照护。

5．老年人常见病及并发症的康复训练与照护。

四、医养结合照护师在康复治疗中的作用

康复治疗需要跨专业团队合作开展，医养结合照护师在康复治疗中也起到非常重要的作用。

1．医养结合照护师是长者病情变化的观察者。

2．医养结合照护师在专业康复治疗师的指导下开展康复照护工作。

3．医养结合照护师在长者的康复治疗过程中起到协调沟通的作用。

4．医养结合照护师有责任为长者提供一个有利于康复的休养环境。

 思考题

1．康复的目的是什么？

2．康复的常见方法有哪些？

案例导入答题要点

1．王爷爷进入养老机构后的康复目的是什么？

答：康复的目的是针对王爷爷进入养老机构后的功能障碍，最大限度地减轻王爷爷的功能障碍，恢复其功能，从而提高他的生活质量。

2．对王爷爷开展康复训练的常见方法有哪些？

答：对王爷爷开展康复训练的常见方法有物理疗法、运动疗法、作业疗法、言语治疗、心理疗法和中医疗法等。

3．医养结合照护师在康复训练中发挥的作用是什么？

答：医养结合照护师是长者病情变化的观察者，并在专业康复治疗师的指导下开展康复照护，医养结合照护师在长者的康复治疗过程中起到协调沟通的作用，并有责任为长者提供一个有利于康复的休养环境。

第二节 老年人常见疾病的康复训练

老年人的生理功能有一定程度的退化，因而其出现疾病的可能性高，加之老年人器官系统的储备功能和组织再生修复能力减退，常导致病情严重、恢复较慢或不宜恢复、预后不良，甚至遗留各种不同程度的残疾。所以，老年人疾病的康复训练就显得非常重要。康复医学是一门关于残疾和功能障碍的评估、诊断、治疗、功能修复的学科，它改变了疾病与康复的脱节现象，通过康复训练可以减轻或消除功能障碍，帮助老年人根据其实际需要和潜力，最大限度地恢复其生理、心理和社会生活的功能，提高其独立生活能力，改善其生活质量。

学习目标

1. 能够掌握老年人常见疾病的康复训练方法。
2. 能够掌握老年人常见疾病的康复训练注意事项。

案例导入

刘爷爷，70岁，进入养老机构前有吸烟史及老年慢性支气管炎病史，1年前曾因肺气肿行住院治疗。近期，刘爷爷常出现晨间咳嗽明显，并在夜间出现阵发性咳嗽、咳痰，养老机构将刘爷爷送至医院，诊断为慢性阻塞性肺疾病而住院治疗，1个月后临床症状缓解出院，刘爷爷回到养老机构待进一步康复。

请思考：

1. 刘爷爷是慢性支气管炎患者，为何又患上肺气肿？
2. 刘爷爷可进行哪些有氧训练？
3. 刘爷爷所患的慢性阻塞性肺疾病该怎样进行呼吸功能训练？
4. 刘爷爷是慢性支气管炎患者，应如何进行有效咳嗽训练？
5. 请描述刘爷爷进行呼吸训练的具体方法。

一、神经系统常见疾病的康复照护

（一）脑卒中的康复训练

1. 脑卒中语言障碍训练

（1）运动性失语训练：运动性失语即能理解别人的话语，却不能表达自己的想法。

训练方法：开始时应从简单到复杂，先从发音开始进行训练，接着练习单音字、单词、句子，最后练习复杂的句子。

（2）感觉性失语训练

1）视觉逻辑训练法：将语言与视觉结合在一起进行训练。例如，在训练时，将勺子和饭放在长者面前，并指着碗中的饭对长者说"吃饭"，进行反复、多次训练，直至长者能够理解并恢复语言功能。

2）手势训练法：将语言与手势结合在一起进行训练。例如，在训练时，对长者边做穿衣的手势边说"穿衣"，同时将上衣递给长者示意，长者就会理解并主动接过上衣穿上，如此反复训练，直至长者能正确理解语言并恢复正常的语言功能。

（3）命名性失语训练：命名性失语即看到实物叫不出名字。

训练方法：训练时可拿生活中常用的物品给长者看，并说出它的名称和用途，反复训练，由易到难。例如，指着苹果并让长者拿着苹果进行反复训练，直至长者说出苹果。

（4）完全性失语训练：完全性失语即丧失语言交流能力，有时只是刻板地重复发出毫无意义的声音。

训练方法：进行康复训练时，要像教小孩子学说话一样从发音开始，在训练长者说话时，将语言与视觉刺激结合起来，如说"渴"时与水杯结合起来。

（5）混合性失语训练：混合性失语为语言功能与理解功能均出现障碍。

训练方法：进行康复训练时，对长者采取、视、听、说相结合的方法，并反复、多次训练。如让长者洗手时，既说"洗手"让长者听，又要指着水龙头，做出洗手的手势给长者看，并让长者说出"洗手"。

2．脑卒中吞咽障碍训练 在长者进行康复训练之前，首先对其吞咽障碍程度进行有效评估，评估之后进行康复训练。一般康复训练包括直接摄食训练法和间接摄食训练法。

（1）长者取坐位或半坐卧位，床头与躯干呈30°，头部前屈。偏瘫长者侧肩部，以软枕垫起，照护师位于长者健侧。此卧位在重力的作用下能促进吞咽和食物的摄入，头部前屈可使颈前肌群放松，有利于吞咽，防止误吸。

（2）进食时把食物放在口腔最能感受食物的位置，训练长者将食物放在健侧舌后部或健侧颊部，这样有利于食物的吞咽。

（3）避免长者误吸，训练时选择糊状食物来训练吞咽，这样长者可以自主地控制食团的蠕动，对于吞咽功能障碍的长者而言是安全、有效的训练方法。

（4）舌、唇部训练时，嘱长者将舌头用力伸至嘴外，然后回缩，注意用力向上，可将长者舌头用压舌板用力下压，以增强舌部的运动用力。

（5）舌根部后推动力训练时做仰头、低头吞咽动作，颈部后仰时会厌谷变窄，挤出滞留食物，随后低头做吞咽动作，反复数次训练，清除并咽下滞留的食物。

（6）交互吞咽训练时，交替吞咽不同形式的食物有利于去除咽部的残留物，如交替吞咽固体食物和液体食物。

3．脑卒中运动功能障碍训练

（1）伸肘训练：长者取仰卧位，照护师帮助长者努力伸直肘关节，反复做伸曲肘关节、摸对侧肩的训练（图4-2-1）。

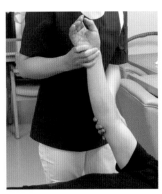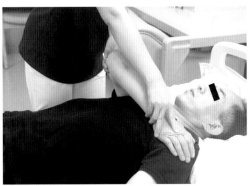

图4-2-1　伸肘训练

（2）双上肢上举训练：长者取仰卧位，在下肢保持良好卧位下双手掌相触，手指交叉相握，用健臂带动肘关节伸直，做全范围的肩前屈运动。这个训练可维持关节的活动度（图4-2-2）。

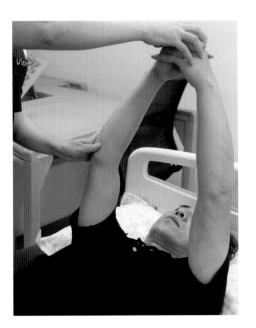

图4-2-2　双上肢上举训练

（3）肘关节屈曲拮抗训练：长者取坐位，手掌心朝下，照护师站于长者患肢前外方，一手握住长者手腕或手掌，一手扶于肘关节1/2外上侧，在嘱长者用力向上平抬的同时，握于长者的手用力助其患肢上抬，扶于肘关节的手做相反方向的上抬，抬到一定高度时，使患肢保持伸直位，再重新回到原位（图 4-2-3）。

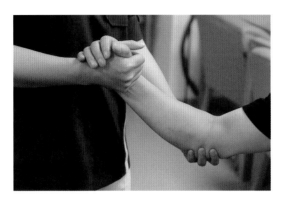

图4-2-3　肘关节屈曲拮抗训练

（4）患侧坐起训练：将健侧手掌插在患侧腋部做支撑，并用力推动躯干，接着手掌边推动边后撤，同时将躯干用力侧屈至坐起（图 4-2-4）。

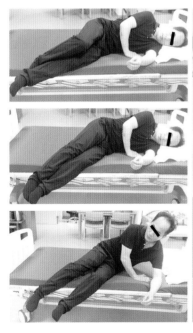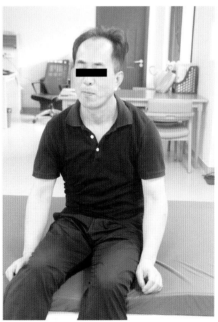

图4-2-4　患侧坐起训练

（5）挤压肩关节仰卧位训练：长者取仰卧位，患侧的上肢要充分伸肘上举。有困难时，需要照护师用一只手握住长者患侧的手，同时手掌相对腕背伸，再将另外的一只手放于肘部保持肘关节伸直，并协助长者做前屈和外展训练（图 4-2-5）。

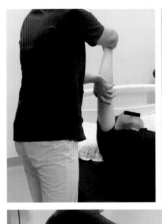
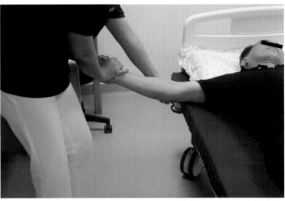
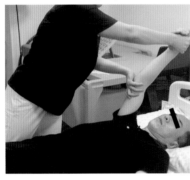
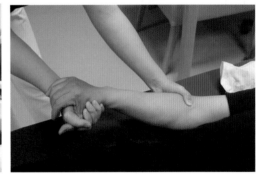

图4-2-5 挤压肩关节仰卧位训练

(6) 分夹腿训练：长者取仰卧位，两髋同时做由外旋到中立位的反复运动，回位困难时可在健膝内侧施加阻力，加强联合反应来促进患髋由外旋回到中立位，因髋控制能力差，分腿时易因外旋过猛而损伤内收肌，照护师应给予保护并协助长者进行患腿分、夹活动（4-2-6）。

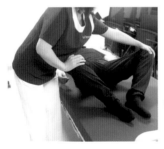
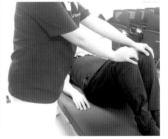

图4-2-6 分夹腿训练

(7) 仰卧位屈膝训练：长者因下肢抗重力的肌肉痉挛而造成屈膝困难，所以须进行屈膝训练。首先长者平躺取仰卧位，膝部由伸展位开始做屈膝运动，足跟不能离开床面。刚开始训练时比较困难，宜先从稍屈膝开始，照护师协助长者控制足跟不离床或在力量上给予协助（图4-2-7）。

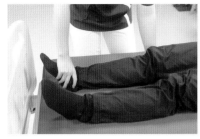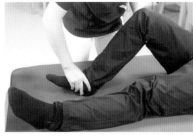

图4-2-7　仰卧位屈膝训练

（8）桥式运动训练：在完成以上训练的基础上加强桥式运动训练，此训练可以减轻压力性损伤的发生，并便于长者更换衣裤和使用便器，有助于提高长者的生活自理能力，以此来增强腰背肌群、臀大肌、股四头肌肌群的力量，此训练可以抑制下肢伸肌痉挛，为长者的站立和步行训练打下良好的基础。

a．双桥运动：长者仰卧于床上，双腿屈曲，双足与肩同宽，下肢发力慢慢抬起臀部，维持至少5 s后再放下，根据长着自身情况和耐受情况重复训练（图4-2-8）。

b．单桥运动：长者能够独立完成双桥运动时，可以让长者取仰卧位，双腿屈曲，将健侧下肢放于患侧下肢之上。患侧下肢发力使臀部抬离床面，抬至最高位置，维持至少5 s，再轻轻放下臀部，根据长者自身情况和耐受情况重复训练（图4-2-9）。

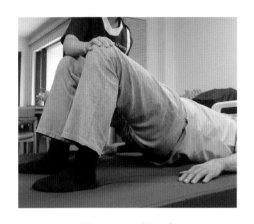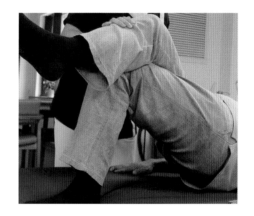

图4-2-8　双桥运动　　　　　　　　　　　图4-2-9　单桥运动

（9）骨盆摆动训练：长者骨盆摆动的功能恢复训练应先从躯干开始，再由近端至远端按顺序进行。骨盆摆动训练是恢复早期髋部控制能力的重要训练。长者取仰卧立膝位，双膝一起由从一侧向另一侧方向摆动。长者患侧髋跟上健侧髋，照护师协助长者做由外旋位向内旋位摆动的训练（图4-2-10）。

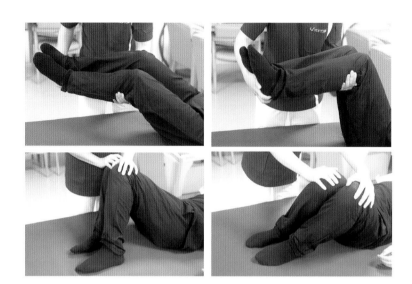

图4-2-10 骨盆摆动训练

（二）认知症的康复训练

认知症长者早期的认知障碍若及时被发现，给予神经康复训练并配合药物治疗可以有效地阻止认知障碍的进展，长者通过康复训练最终能够保持一定的生活自理能力，提高长者的生活质量，减轻其家庭和社会的负担。

1. 生活能力康复训练 长者患认知症后，常会丧失部分的生活自理能力，此时要从日常生活能力的康复训练开始，亲手教长者做一些比较简单的家务，恢复长者患病后丧失的自理能力，逐渐使长者的生活能够自理。另外，在日常生活能力得到训练的同时，长者运用脑、手的思维反应和脑、手相互协调共同完成一定活动的能力得到训练，有利于认知症的控制和康复。

训练方法：每天早起督促长者按照日常生活规律、按一定顺序进行更衣、洗漱、梳头等活动，并做一些简单的家务。训练的目的是使认知症长者保持其生活习惯和生活规律。

2. 记忆康复训练 长者患认知症后，最常见的表现就是记忆力明显减退，随着病情的进展甚至出现记忆完全丧失。在这种情况下，反复并强化记忆训练，通过分辨日常生活中一些常见或每日使用的东西、与长者沟通交流来强化长者的记忆。长期坚持训练可以帮助长者得到有效的记忆康复。

训练方法：照护师每天多次地对长者重复诉说现在所处的地点、时间，以及周边的人物，强化长者的记忆。同时可以讲述事件，让长者反复说出以上的内容，如"现在我们是在餐厅准备吃早餐，今天是2021年6月7日，星期一，今天是您家大孙子高考的日子"等。

3. 认知功能康复训练 长者患认知症后，认知功能出现明显的下降，根据长者的病情及之前长者的文化程度，照护师可以帮助长者学习一些简单的文化知识，并与长者共同完成一些智力游戏，这种康复训练可以帮助长者有效地扩大思维能力并增强长者的记忆力，使长者的智力得到改善。

训练方法：进行记忆训练、思维训练和语言训练。记忆训练是辅助长者记住周围环境、人物、近期的活动等；思维训练是训练长者排列分类、分析、判断和计算的能力；语言训练是训练长者表达和语言理解能力，充分利用长者存留的脑功能，从简单到复杂进行训练。

（三）帕金森病的康复训练

帕金森病长者的康复训练主要用以减轻其功能障碍，通过康复训练来延缓病情的进展，并提高患病长者的生活自理能力，改善长者的生活质量。

1. 关节活动度训练　针对帕金森病长者肌强直、肢体僵硬的状态，对长者的肢体进行松弛训练，用伸髋、屈膝等关节活动度训练防止肢体发生挛缩，维持正常的关节活动度。

2. 平行杠训练　①站立训练：开始训练时，长者首先进行靠墙站立训练，站立时双脚分开，双手自然放于身体两侧，通过姿势训练来提高长者的平衡能力。②平行杠训练：平行杠高度调节至患者股骨大转子水平位置。一般采用两点支撑步行模式，长者站于平行杠内，用健侧手握住平行杠，向前迈出患侧足，利用健侧手、患侧足两点支撑迈出健侧足，即健侧手、患侧足、健侧足，按这3个动作进行练习。同时注意握平行杠的手从握杠变为扶杠，再变为手指伸展用手掌按压平行杠。步幅也应由小到大，由不超过患侧足的"后型"到与患侧足平齐的"平型"，最后到超过患侧足的"前型"，为过渡到拄拐步行打好基础。

3. 行走步态训练　长者开始进行步态训练时，要尽量用脚跟着地，收腹、挺胸向前走。行走时尽量走直线，迈步时双手配合自然摆动，双足尽量保持在一条直线上。

4. 面部肌肉训练　长者可以自己对着镜子做睁大眼睛、鼓腮、微笑等动作以丰富面部的表情。通过训练面部肌肉来促进面部表情肌的活动。

5. 吞咽训练　对长者进行唇舌咀嚼和吞咽训练，改善患病长者的饮食情况，提高长者的进食能力，改善营养状况，增强自身免疫力。

6. 头颈部训练　帕金森病长者在疾病中期会出现颈部的前屈，通过训练颈部上下、前后、左右的运动可锻炼颈部肌肉，改善颈部前屈状态。

（四）神经系统常见疾病长者的康复训练注意事项

1. 脑卒中康复训练强调对长者的全面管理，应考虑长者病情的稳定性和长者身体的耐受性，关注长者的心理、认知、吞咽、营养等方面的问题，注意长者的功能与能力的差异，循序渐进地进行康复训练。

2. 认知症长者康复训练的内容不能太单调，也不能太复杂。

3. 帕金森病长者因在运动康复训练过程中能量消耗多、容易疲劳，要特别注意经常间断休息，以防过度疲劳、肌力下降。另外，在训练过程中要保护长者，防止其跌倒，以防长者产生恐惧心理。

二、骨骼肌肉系统常见疾病的康复照护

骨骼肌肉系统常见疾病的康复主张从临床处理的早期即开始，长者在医院内的治疗与康复是短暂的，出院后的生活还是以在养老机构或家庭为主。因此，掌握骨骼肌肉系统康复训练的方法可以减少长者因疾病引起的行为衰退，同时也维护了长者的自尊，增强长者战胜疾病的信心，提高生活质量，促进长者早日回归社会。脊柱、四肢及骨病的发病机制不同，康复训练的方法也有区别，因此，熟练掌握不同类别的骨骼肌肉系统疾病的最佳康复训练与康复照护方法对长者的康复起到至关重要的作用。

（一）颈椎病术后的康复训练

颈椎病的范围十分广泛，其所属疾病也很多。"颈"实际上涉及头部、肩、臂等各部位。颈椎病是指颈椎椎间盘退行性病变及继发性的椎间关节退行性病变引起颈脊髓、神经根、椎动脉或交感神经受到刺激、压迫而表现出来的相应症状及体征的疾病。通常由于外伤、受寒等因素导致颈部曲线改变，以及颈椎间盘、关节等组织的退行性病变，刺激或压迫了周围血管、神经、脊髓而出现症候群。

1．手腕手指训练

目的：促进各组肌群恢复相应的肌力。

方法：长者用力握拳和伸手指交替进行，双手握各种形状的物体，如小皮球、杯子等；揉转健身球或核桃，做手指的屈伸、内收、外展及协调动作（图4-2-11）。

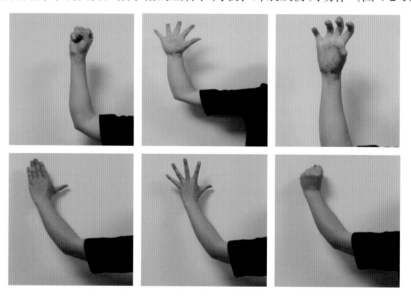

图4-2-11 手腕手指训练

2．下肢直腿抬高训练

目的：防止神经根粘连，锻炼下肢肌力，防止肌肉发生失用性萎缩。

方法：长者仰卧于病床上，双臂自然放于身体两侧，双腿伸直放平；一侧下肢向上抬起，双下肢交替进行，初次由30°开始，逐日逐步加大抬腿角度（图4-2-12）。

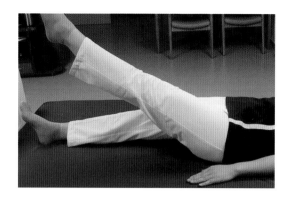

图4-2-12　下肢直腿抬高训练

3．颈椎病术后康复训练的注意事项　长者术后3个月左右恢复颈部正常活动，但仍应避免剧烈活动。复查X线片证实植骨愈合后再逐步恢复日常活动。

（二）腰椎的康复训练

1．腰背肌训练　其目的在于早期锻炼腰背肌，避免软组织粘连及组织纤维化，防止脊椎各关节活动减退及腰背肌的失用性萎缩，提高肌力，增强脊柱的稳定性。

（1）五点支撑法：是一种简单的腰背肌锻炼方法。①长者取仰卧位，双膝屈曲；②长者双肘部及背部顶住床，以足跟、双肘、头部作支点，向上抬起腹部及臀部，依靠头部、双肘和双脚这5个支点撑起整个身体的重量，尽量把腹部与膝关节抬平，或者依靠头部和双脚这3个支点撑起整个身体的重量；③上述动作持续坚持10～15 s，然后缓慢放下，放松腰部肌肉，放下臀部，稍作休息，一起一落为一组动作。

（2）注意事项：对于长者来说，3点支撑可能比较费力，可以采用5点支撑的方法进行训练。训练时，根据长者的实际情况选择适合长者的方法。通过训练，腰背肌的力量在一定程度上能维持脊柱的稳定性和支撑力。每天训练的次数和动作要根据长者的年龄、身体状况选择，运动量要以腰腿部无不适为度，由慢到快，由简单到复杂，循序渐进，持之以恒。

2．腰椎压缩性骨折的康复训练　腰部疼痛缓解后，应鼓励长者在床上进行腰背肌过伸锻炼，根据腰椎的稳定程度选择是否系腰围下床。

在跌倒或发生其他腰部外伤后，应结合长者情况，转介临床医师判断腰部损伤情况，特别是骨质疏松、腰椎失稳病史并存的长者。在明确损伤的情况下，给予相应临床处置，对无需手术的长者，通常建议进行腰椎固定，避免腰部活动，直至骨折愈合。

（1）侧卧起身法：起床时，先将身体沿轴线翻向一侧，用双侧上肢支撑床，以侧卧位坐起，再使上半身以平直状态下床，此法较为安全、稳定。

（2）注意事项：行走时要有保护性姿势，保持脊柱平稳，初期每次下床10 min左右，避免造成术后腰肌损伤，长者适应后逐渐延长下床时间，下床时，还应注意长期卧床而引起的直立性低血压。术后半年内下床活动应系腰围，指导长者站立时挺胸、脊背挺直、收小腹；坐位时双脚平踏地面，背部平靠椅背，臀部坐满整个椅面。

（三）桡骨骨折的康复训练

桡骨骨折是长者常见骨折，进行主动的康复功能训练非常重要。

1. 进行腕关节的屈伸、旋转及环转运动。因为桡骨骨折往往会使腕关节被长时间固定，此时腕关节功能受限，而上述的步骤可以有效地锻炼腕关节（图4-2-13）。

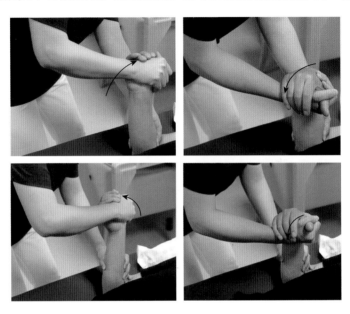

图4-2-13　腕关节的屈伸、旋转及环转运动

2. 进行手部关节的屈伸、旋转、内翻、外翻等锻炼（图4-2-14）。同时，桡骨骨折后也会固定肘关节，从而出现肘关节功能受限，所以进行相应的恢复训练也是不可或缺的。

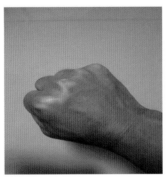 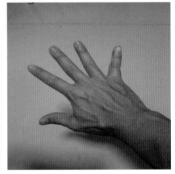

图4-2-14　手部关节的锻炼

3. 桡骨骨折长时间的固定会导致肌肉出现不同程度的萎缩，肌肉力量会减弱，可以通过抗阻训练的方式，进行屈伸或其他肌肉力量的锻炼。

4. 桡骨远端骨折的长者进行康复锻炼时，首先要进行个人病情的评估，通过力量训练、活动功能训练、配合弹力带训练、抗阻训练、耐力训练、肌肉等长收缩训练等提高肌肉力量、改善活动度，促进骨折的恢复，减少后遗症的发生。长者需要注意钙的补充，不要过度劳累。

5. 桡骨骨折的长者只有积极地进行功能锻炼，才能使肌肉的力量恢复，促进局部肿胀的消退，更好地恢复关节的活动功能。

6. 注意事项　在长者骨折固定期间，要注意肘部和手指的活动，防止关节僵硬，功能训练从骨折整复即开始且贯穿始终，活动系数及幅度根据骨折的稳定程度循序渐进，活动幅度由小到大，持重由轻到重。

（四）膝关节置换术后的康复训练

康复训练采用主动和被动锻炼相结合的方式，有利于下肢关节功能的康复，其原则是早期开始、循序渐进、被动和主动相结合、等长和等张兼顾、综合锻炼，让长者积极、主动配合膝关节早期康复锻炼是确保手术成功及膝关节功能恢复的重要举措。

1. 等长收缩训练

目的：解除疼痛，改善膝关节功能，纠正膝关节畸形和使膝关节长期稳定。

方法：踝关节背曲，绷紧腿部肌肉后放松，使髌骨上移，收缩 5 s、放松 5 s 为一组练习（图 4-2-15）。

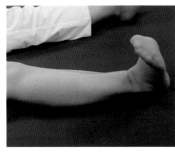
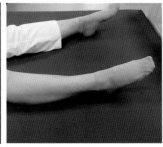

图4-2-15　等长收缩训练

2. 弯腿锻炼　术后尽早开始于床旁进行弯腿锻炼，长者坐在床旁放松，腿自然垂到床下，膝关节弯曲 90°，后将健腿放到前方，向后压患肢，即可增加屈膝角度，力量大小以术者能够承受为准，坚持用力几分钟效果更佳（图 4-2-16）。

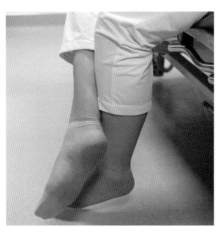

图4-2-16　弯腿锻炼

3．步态训练　双手握好把手，身体站立，目视前方，先向前移动步行器，然后移动健腿，再移动患腿。康复训练以增加肌肉力量为主，进行抗阻力伸膝、屈膝训练和压腿、压膝练习。上、下午分别练习，使长者逐渐脱离步行器，以最后能独立行走为目标。同时协助长者上、下楼梯时坚持健侧先上、患肢先下的原则。

4．注意事项　训练时，避免跌倒、剧烈跳跃、急转急停行为，避免过多负重及在负重的情况下反复屈、伸膝关节。控制施加的体重，防止关节损伤，预防炎症的发生。

（五）髋关节置换术后的康复训练

1．目的　恢复髋关节运动功能，防止血栓形成。

2．方法　术后第1天开始做踝关节背伸、跖屈活动；做股四头肌、腘绳肌的等长收缩练习，即绷紧大腿肌肉约5 s，再放松，次数依据长者自身情况而定，反复练习。这一锻炼可促进下肢血液回流，减少深静脉血栓的发生。

术后康复的原则是：早活动，晚负重。如果长者骨质坚硬且内固定稳定，可在手术后3～5天下床，但手术后1个月内必须借助步行器或拄双拐行走。不可用患侧下肢触地，以健侧下肢加上步行器或拐杖来承担身体的重量。髋关节活动幅度的训练，关节的各个方向的活动可在站立状态下进行髋关节屈曲能力的锻炼，与此同时，还可将下肢主动向后方移动，以此锻炼关节后伸能力。

（1）借助步行器下床练习：将步行器放在长者患侧下肢旁，长者向床边移动身体，将患侧下肢移到床下，防止术髋内旋，健侧下肢顺势移到床下，将身体转正，扶住步行器站立（图4-2-17）。

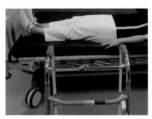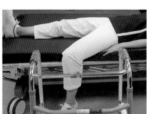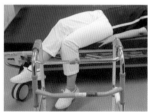
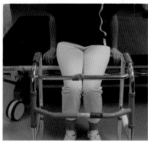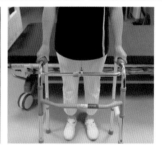

图4-2-17　借助步行器下床练习

（2）站位肌群锻炼：长者下床站立后伸患侧下肢，抬头挺胸，做拉伸髋关节囊和屈髋肌群的动作。外展术侧下肢，做拉伸髋关节和内收外展肌的动作。做屈髋练习时，将患肢抬高放在凳子上，做上身用力前倾动作（图4-2-18）。

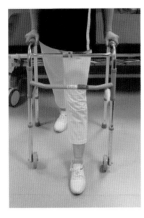
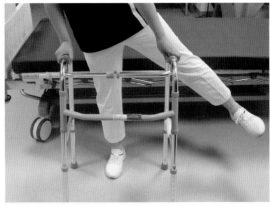

图4-2-18　站位肌群锻炼

（3）用步行器迈步行走锻炼：先将步行器摆在身体前 20 cm 处，长者迈出患侧下肢，再将健侧下肢跟上，如此循环（图 4-2-19）。

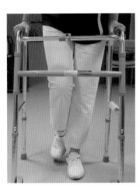
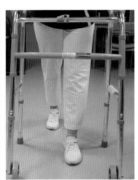
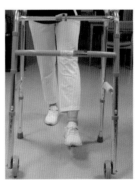
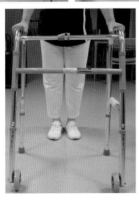
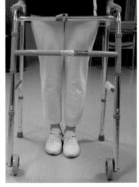

图4-2-19　用步行器迈步行走锻炼

在行走过程中，最重要的问题是不要把全身的重量都放在已行置换术的一侧下肢上，借助步行器或拐杖支撑重量，一小步、一小步地走，第一目的地是卫生间。行走的进步是比较快的，随着步行距离的增加和体力的增强，长者几天后就可以借助拐杖上、下楼梯。

（4）上、下楼梯练习：上楼梯时，先将健侧下肢迈上台阶，再将患侧下肢迈上台阶。下楼梯时，先将双拐移到下一级台阶上，再将患侧下肢迈下台阶，最后将健侧下肢迈下台阶。

（六）肩周炎的康复训练

肩关节周围炎简称为肩周炎，是老年人的常见病、多发病，好发于 50 岁以上人群，女性多于男性，左侧肢体多于右侧肢体，双侧肢体同时发病者少见。发病后出现患侧肩关节疼痛、活动受限等，通过肩部的康复功能训练，疼痛、活动受限等临床症状会得到很大程度的改善。

肩周炎的康复训练主要包括主动训练与被动训练。

1. 主动训练

（1）甩臂运动：将患侧手臂抢直，先前、后各甩 10 ~ 15 次，再左、右各甩 10 ~ 15 次。运动幅度可由小到大，运动速度可由慢到快，运动力度可由弱到强。

（2）手爬墙运动：长者面对墙站立，双腿分开与肩同宽。双手屈肘扶墙，逐渐上移，做爬墙动作，至手臂伸直，或者以疼痛的承受程度为限度。在最终位置停留片刻，反复进行运动（图 4-2-20）。做此项动作时应注意保持双肩平衡。

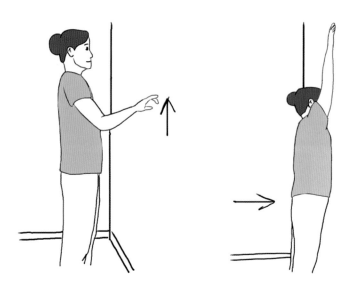

图4-2-20　手爬墙训练

（3）前拉伸运动：使用现有的栏杆、单杠、双杠等进行运动，器械高度应与长者的身高相适宜。长者双手用力拉住栏杆、单杠或双杠，缓缓下蹲，将身体的重力集中到双臂上，稍停片刻，再缓缓站起。

（4）侧拉伸运动：使用现有的栏杆，高度应适宜。长者身体侧向栏杆，患侧手臂用力拉住栏杆，缓缓下蹲，将身体的重力集中在这侧手臂上，稍停片刻，再缓缓站起。

（5）后拉伸运动：使用现有的栏杆，长者将双手反握于背后，掌心向上，拉住栏杆，缓缓下蹲，使身体重心下坠。稍停片刻，缓缓站起，重复训练。

（6）绕环运动：长者屈肘，以双侧肩关节为轴，做向前、向后的绕动动作，呈环状进行，幅度由小到大，速度由慢到快，力度由弱到强。

2．被动训练

（1）拉臂运动：长者取坐位，照护师一手握住长者的手腕部，另一手托住长者的肘关节，慢慢向上推，使肘关节由弯曲到伸直，以手臂向上方伸直为度，然后慢慢放下。

（2）拉肩运动：长者用双手抱住自己的头部后枕处，照护师的一手固定长者的肩，另一手托住长者的上臂，缓缓地向上抬，直至肘部与肩部平行或高于肩部，停顿片刻放下，重复进行该运动。

3．注意事项　日常生活中需要嘱长者注意保暖，特别是患肩周炎的长者，不能受寒和提重物。

三、呼吸系统常见疾病的康复照护

呼吸系统疾病是严重危害老年人身心健康的常见病、多发病。由于老年人呼吸系统器官发生退行性改变，进而出现肺活量减少、残气量增加、最大通气量减少现象，以致老年人易患呼吸系统疾病。另外，老年人自体免疫功能下降、季节变化、寒冷刺激等原因也是导致老年人呼吸系统疾病发生的常见因素。大部分患呼吸系统疾病的老年人经过积极的治疗和有效的康复训练，临床症状可得到有效的控制和改善。老年呼吸系统常见疾病有慢性阻塞性肺疾病、慢性支气管炎、肺气肿等，而呼吸康复是康复医学的分支，又被称为肺康复，它被视为是临床治疗的延续，呼吸康复是根据患呼吸系统疾病老年人的病情，通过评估，进行有计划、循序渐进的康复训练，通过呼吸康复训练消除疾病遗留的功能障碍和心理影响，通过积极的呼吸康复训练以挖掘患病老年人的呼吸潜能。呼吸康复可以提高患病老年人的运动和活动耐力，增强日常生活的自理能力。

（一）慢性阻塞性肺疾病的康复训练

慢性阻塞性肺疾病是一个终生性疾病，以持续存在的气流受限为特征，是长者在活动后的以逐渐进展的咳嗽、咳痰、气急为主要临床表现的呼吸系统常见疾病。患病长者通过积极有效的药物治疗、康复训练，病情可有较大好转的可能性，反之则会导致病情进一步加重。

康复训练前应对长者进行评估，制订个体化康复训练计划，必要时吸氧提高氧储备。

1．有氧耐力训练　主要包括日常生活步行、上下楼梯、骑功率自行车等有氧耐力训练内容，按康复训练计划，每天为长者选择一种运动形式进行康复训练。训练时间要根据长者的自身情况决定。

2．间歇性肌肉力量训练　其内容可分为上肢肌肉、下肢肌肉和腹部肌肉训练。

（1）上肢肌肉训练：训练时，根据长者的自身情况选择合适的卧位，坐位或站位均可。开始训练时双手上举，或者根据长者体力情况双手举矿泉水瓶，每天上午、下午分别训练，并根据身体耐受程度调整上举重量和训练频次。美国胸科协会认为进行上肢肌肉训练可以增加上肢的活动能力，缓解呼吸困难症状。

（2）肩关节外展训练：训练时，长者取站位。第一步，长者挺胸收腹，手臂自然伸直上举，双手重叠于头顶部；第二步，手臂自然放下，双手重叠于腹部。循环做此训练。

（3）下肢肌肉训练：训练时，可采取3种方式。①坐位时交替抬腿；②交替采取坐位和站位；③站位深蹲。照护师根据长者的身体情况为长者选择适合的训练方式，并逐渐调整训练时间和训练强度。

（4）腹部肌肉训练：腹肌是最大的呼吸肌，腹肌训练的常用方法为腹式呼吸的抗阻训练，可根据实际情况为长者选择卧位腹式呼吸的抗阻训练，来增强长者腹肌的肌力。

（5）呼吸功能训练：呼吸功能训练可以改善长者呼吸肌的力量和耐力，缓解长者的呼吸困难。

a. 缩唇呼吸训练：长者取坐位。第一步，先从鼻孔吸入空气，紧闭嘴唇；第二步，呼气时缩唇将空气缓慢吹出，呈吹口哨状将双唇缩窄，从缩窄的口中将空气缓慢吹出，吸气与呼气的时间比约为1∶2。每日上午、下午分别进行2次训练。缩唇呼吸可以将肺内过多残留的气体排出体外，同时可以锻炼呼吸肌，使呼吸功能得到很大程度改善。

b. 腹式呼吸训练：长者取半坐卧位。第一步，双侧膝关节呈半屈膝状态，这种体位可使腹肌处于完全放松状态，长者上肢的一侧手臂放于腹部；第二步，长者用鼻子吸气，吸气时最大限度地向外扩张腹部，使腹部隆起，胸部保持不动；第三步，长者缩唇、缩腹，用嘴呼气，呼气时最大限度地向内收缩腹肌，促进横膈上抬。

c. 抬臀呼吸训练：长者取仰卧位，将双足置于床上。第一步，呼气时长者抬高臀部，利用腹内脏器的重量将膈肌向胸腔推压，迫使横膈上抬；第二步，吸气时长者还原恢复原位。此训练可以增加潮气量。

d. 吹蜡烛呼吸训练：长者取坐位。第一步，放置蜡烛使其火苗的高度与长者口腔同高；第二步，长者缩嘴用腹式呼吸法吹火苗，吹气力度以火苗倾斜而不熄灭为宜。

（二）慢性支气管炎的康复训练

老年慢性支气管炎俗称老慢支，是一种进展缓慢的肺组织破坏性疾病，晚期治疗非常困难。康复训练是老年慢性支气管炎综合治疗中的重要环节，康复训练可缓解长者的临床症状，改善长者的生活质量。

1. 有效咳嗽训练　咳嗽本身是人体的一种保护性反射。有效咳嗽可以清除呼吸道内过多的黏液。无效咳嗽不但消耗体力，而且会导致疲劳、胸痛。因此，我们要进行有效咳嗽训练，控制无效咳嗽。

（1）反射性的咳嗽训练：训练时，根据长者自身情况取坐位或站位，上身略向前倾。

第一步，长者缓慢进行 2 次深吸气，吸气末屏气 3 ~ 5 s，然后张口连续咳 2 ~ 3 声，咳嗽时收缩腹肌，此时腹壁内收可刺激咳嗽，用手按压上腹部协助咳嗽。

第二步，停止咳嗽，长者缩唇将余气尽力呼出。

第三步，长者再缓慢深吸气，并重复做以上动作。

（2）有意识的咳嗽训练

第一步，长者做深吸气来诱发咳嗽，可试着断气并分次吸气，使肺泡充分吸气，以此增加咳嗽效率。

第二步，长者屈前臂，两手掌置于锁骨下，咳嗽时，用上臂和前臂同时叩前胸及侧胸壁，通过震荡气管内的分泌物，以增加咳嗽的排痰效率。

2．膈肌训练　长者进行膈肌呼吸即腹式呼吸训练，这种呼吸训练有助于改善肺功能。

3．肌肉训练

第一步，长者手持重物站立，双脚与肩同宽。

第二步，长者双臂放在身体两侧，然后慢慢屈臂，使重物能够碰到肩膀。

第三步，长者慢慢伸直手臂，放下重物。

4．腿部和臀部力量训练

第一步，长者手扶椅背站立，双脚与肩同宽。

第二步，长者尽量弯曲双腿下蹲，膝盖保持正直，不要外翻或内旋，下蹲时，小腿可以略向前倾，注意保持膝盖不要超过脚趾。

第三步，长者臀部用力慢慢站起来。

（三）呼吸系统常见疾病康复训练的注意事项

训练前，根据对长者的呼吸功能、运动能力、日常生活活动能力的评估情况，在专科医生的指导下进行康复训练，训练强度以训练后不出现明显气促和剧烈咳嗽为宜，训练频率根据长者整体评估情况综合考虑每天 1 次或每周 2 ~ 3 次，每次训练通过准备活动、训练活动和结束训练 3 部分来完成。

 思考题

1．脑卒中长者应如何进行康复训练？

2．帕金森病长者应如何进行康复训练？

3．膝关节置换术后长者应如何进行康复训练？

4．慢性支气管炎长者应如何进行康复训练？

案例导入答题要点

1. 刘爷爷是慢性支气管炎患者，为何又患上肺气肿？

答：慢性支气管炎俗称"老慢支"，好发于老年人群。它是一种涉及气管、支气管黏膜和周围组织的炎症，临床特点是易受到多种诱发因素的影响，出现反复发作的感染、咳嗽、咳痰，或者伴有喘息症状，长期发展下去可导致阻塞性肺气肿。

2. 刘爷爷可进行哪些有氧训练？

答：可为长者选择有氧耐力训练，训练内容包括日常生活步行、上下楼梯等，根据康复训练计划，每天为长者选择一种运动形式来进行康复训练。训练时间根据长者的自身情况决定。

3. 刘爷爷所患的慢性阻塞性肺疾病该怎样进行呼吸功能训练？

答：慢性阻塞性肺疾病呼吸功能训练主要是呼吸模式的训练，包括缩唇呼吸训练、腹式呼吸训练，这些都是能够改善肺功能的训练方式。呼吸训练时，体质弱的长者可在床上进行，体质较好的长者以站位锻炼为好。呼吸训练以腹式呼吸为主。腹式呼吸是通过增强膈肌活动，增加肺通气，从而达到改善肺功能的目的。

4. 刘爷爷是慢性支气管炎患者，应如何进行有效咳嗽训练？

答：训练前，长者先进行 2 次深吸气，吸气末屏气 3 ~ 5 s，身体前倾，收缩腹肌可刺激咳嗽，同时用手按压上腹部协助咳嗽。用胸腹部力量行 2 ~ 3 次短促有力的咳嗽，咳嗽的声音应由胸部震动而发出，排出痰液后调整呼吸。

5. 请描述刘爷爷进行呼吸训练的具体方法。

答：帮助长者进行腹式呼吸训练，训练长者用鼻子吸气，并使腹部隆起；然后缩唇、缩腹，让气体从嘴里慢慢呼出。

（纪慧茹）

第五章　老有所安　快乐生活——安全照护

第一节　突发公共卫生事件

我国进入老龄化社会已 20 余年，根据相关预测，"十四五"期间，全国老年人口将突破 3 亿，我国将从轻度老龄化进入中度老龄化。老龄化越严重，对医疗服务的要求越高，在卫生资源有限的情况下，应对突发公共卫生事件面临很大压力。

2019 年 12 月以来，在习近平总书记的领导下，中国共产党中央委员会、中华人民共和国国务院带领全国人民取得了一次次的防疫重大胜利，保证了国民的健康，取得了举世瞩目的成绩。同时，我们也要看到，突发公共卫生事件对国民健康，特别是老年人健康带来的巨大损害，加强突发公共卫生事件的防控救治体系建设，建立健全分级、分层、分流的救治机制非常重要。

学习目标

1. 能够掌握突发公共卫生事件的概念。
2. 能够掌握突发公共卫生事件的分类。
3. 能够了解突发公共卫生事件的应急管理体系建设。
4. 能够掌握突发公共卫生事件预防相关知识。
5. 能够掌握突发公共卫生事件的处理流程。

案例导入

冬季，某养老机构在 3 天内约有 20 位长者出现鼻塞、流涕、发热、咳嗽、咽痛等症状，核酸检测结果均为阴性，医生诊断为急性上呼吸道感染，院方上报卫生行政部门。

请思考：

1. 出现多人的急性上呼吸道感染属于哪一类突发公共卫生事件？判断依据是什么？

2. 如何预防此类公共卫生事件的发生？

一、突发公共卫生事件的概念

突发公共卫生事件是指突然发生，造成或可能造成社会公众健康严重损害的重大传染病疫情、群体性不明原因疾病、重大食物和职业中毒，以及其他严重影响公众健康的事件。具有突发性、群体性、危害严重性、处理复杂性、影响深远性的特点。无论在养老机构、社区，还是居家等养老地点，一旦发生公共卫生事件，均为严重事件。因此，为了避免发生恶性事故、保障老年人的安全，建立完善的突发公共卫生事件管理体系非常重要。

二、突发公共卫生事件的分类

根据《国家突发公共卫生事件应急预案》，按照突发公共卫生事件的性质、危害程度、涉及范围，可将突发公共卫生事件划分为特别重大（Ⅰ级）、重大（Ⅱ级）、较大（Ⅲ级）和一般（Ⅳ级）4级（表5-1-1）。

表5-1-1 突发公共卫生事件的分类

预警级别	预警标识
Ⅰ级（特别重大）	红色
Ⅱ级（重大）	橙色
Ⅲ级（较大）	黄色
Ⅳ级（一般）	蓝色

（一）Ⅰ级（红色）

有下列情形之一即为特别重大突发公共卫生事件。

1. 肺鼠疫、肺炭疽在大、中城市发生并有扩散趋势，或肺鼠疫、肺炭疽疫情波及2个以上的省份，并有进一步扩散趋势。

2. 发生严重急性呼吸综合征、人感染高致病性禽流感病例，并有扩散趋势。

3. 涉及多个省份的群体性不明原因疾病，并有扩散趋势。

4. 发生新传染病或我国尚未发现的传染病发生或传人，并有扩散趋势，或发现我国已消灭的传染病重新流行。

5. 发生烈性病菌株、毒株、致病因子等丢失事件。

6.周边以及与我国通航的国家和地区发生特大传染病疫情，并出现输入型病例，严重危及我国公共卫生安全的事件。

7.国务院卫生行政部门认定的其他特别重大突发公共卫生事件。

（二）Ⅱ级（橙色）

有下列情形之一即为重大突发公共卫生事件。

1.在一个县（市）行政区域内，一个平均潜伏期（6天）发生5例以上肺鼠疫、肺炭疽病例，或者相关联的疫情波及2个以上的县（市）。

2.发生严重急性呼吸综合征、人感染高致病性禽流感疑似病例。

3.腺鼠疫发生流行，在一个市（地）行政区域内，一个平均潜伏期内多点连续发病20例以上，或流行范围波及2个以上市（地）。

4.霍乱在一个市（地）行政区域内流行，1周内发病30例以上，或波及2个以上市（地），有扩散趋势。

5.乙类、丙类传染病波及2个以上县（市），1周内发病水平超过前5年同期平均发病水平2倍以上。

6.我国尚未发现的传染病发生或传人，尚未造成扩散。

7.发生群体性不明原因疾病，扩散到县（市）以外的地区。

8.发生重大医源性感染事件。

9.预防接种或群体预防性服药出现人员死亡。

10.一次食物中毒人数超过100人并出现死亡病例，或出现10例以上死亡病例。

11.一次发生急性职业中毒50人以上，或死亡5人以上。

12.境内外隐匿运输、邮寄烈性生物病原体、生物毒素造成我境内人员感染或死亡的。

13.省级以上人民政府卫生行政部门认定的其他重大突发公共卫生事件。

（三）Ⅲ级（黄色）

有下列情形之一即为较大突发公共卫生事件。

1.发生肺鼠疫、肺炭疽病例，一个平均潜伏期内病例数未超过5例，流行范围在一个县（市）行政区域以内。

2.腺鼠疫发生流行，在一个县（市）行政区域内，一个平均潜伏期内连续发病10例以上，或波及2个以上县（市）。

3.霍乱在一个县（市）行政区域内发生，1周内发病10～29例，或波及2个以上县（市），或市（地）级以上城市的市区首次发生。

4.一周内在一个县（市）行政区域内，乙、丙类传染病发病水平超过前5年同期平均发病水平1倍以上。

5.在一个县（市）行政区域内发现群体性不明原因疾病。

6.预防接种或群体预防性服药出现群体心因性反应或不良反应。

7.一次食物中毒人数超过100人，或出现死亡病例。

8．一次发生急性职业中毒 10 ～ 49 人，或死亡 4 人以下。

9．市（地）级以上人民政府卫生行政部门认定的其他较大突发公共卫生事件。

（四）Ⅳ级（蓝色）

有下列情形之一即为一般突发公共卫生事件。

1．腺鼠疫在一个县（市）行政区域内发生，一个平均潜伏期内病例数未超过 10 例。

2．霍乱在一个县（市）行政区域内发生，1 周内发病 9 例以下。

3．一次食物中毒人数 30 ～ 99 人，未出现死亡病例。

4．一次发生急性职业中毒 9 人以下，未出现死亡病例。

5．县级以上人民政府卫生行政部门认定的其他一般突发公共卫生事件。

三、突发公共卫生事件应急管理体系建设

（一）建立应急指挥领导小组和工作组

在当地政府和卫生行政主管部门的领导下，由本单位安全生产委员会负责组织建立应急指挥领导小组，制订本单位的突发公共卫生事件的应急预案，明确应急岗位职责，向当地政府和卫生行政主管部门报告和受领任务，协助医学救援力量开展应急处理工作，统一指挥。应急指挥领导小组一般下设预防控制组、医疗护理组、后勤保障组和对外联络组 4 个工作组。

（二）制订本单位的突发公共卫生事件应急预案，明确应急岗位职责，加强培训

根据《中华人民共和国突发事件应对法》《中华人民共和国传染病防治法》《中华人民共和国食品安全法》《中华人民共和国职业病防治法》《突发公共卫生事件应急条例》《国家突发公共卫生事件应急预案》，以及地方性法律、法规和政策制度，结合本单位实际情况制订突发公共卫生事件应急预案。工作原则：以预防为主、常备不懈、统一领导、分级负责、依法规范、措施果断、依靠科学、加强合作。

（三）突发公共卫生事件的监测与报告

制订长效、完善的突发公共卫生事件监测预警机制，做到专人专岗、专事专岗，针对可能发生的突发公共卫生事件，做到早发现、早报告、早处置。事件发现或发生后，立即启动上报程序，同时通报有关部门，及时启动相关预案，进行有效处理。

（四）突发公共卫生事件的应急处置

事件发生后，4 个工作组在应急指挥领导小组的带领下统一开展工作。

（五）突发公共卫生事件的终止与善后

相关危险因素消除后，领导小组评估后续工作量，综合判断后，决定工作是否终止。及时投入后续复工、复产，对相关人员进行表彰或处罚，对应急人员进行抚恤和补助。

四、突发公共卫生事件预防相关知识

（一）一般由本单位预防控制组组织完成各项预防工作

1. 应急处理预案 制订突发重大传染病疫情、食物中毒、生活饮用水污染、职业中毒等事件的应急处理预案。

2. 物资管理要求 储备足够的应急预防救治药物、隔离防护用品和消毒药械等物资。对捐款、捐物进行专账专人管理，确保供突发事件使用。

3. 餐饮加工要求 餐饮间设计科学、合理，采购食材符合国家有关卫生标准，储藏应做到"四隔离"，即食品和非食品、生食和熟食、半成品和成品、植物性食品和动物性食品分开储存。制订并遵守清洗、消毒规程，防止食品污染，热加工食品应达到安全的温度，长者每餐食品应留样，留样不少于 125 g，一旦发生食物中毒或疑似食物中毒事件，应马上按照应急预案处理。

4. 环境管理要求 公共区域、长者居室的温湿度应适宜，每天清洁、消毒，确保整洁、卫生，按时开窗通风。洗涤空间洁、污分开，物流由污到洁，顺行通过，配备专业洗涤、消毒用品。

5. 照护服务要求 保持床单位整洁、干燥，定期更换床单，长者穿着整洁、舒适，及时更换衣物，保暖措施到位；确保卧床长者有失禁防护措施，每 2 小时翻身、叩背 1 次，及时检查皮肤，每天、每周进行皮肤清洁，确保手、足、甲下无污垢、无干裂，按时清洁浴室，保持口唇、口角清洁；有管路的长者应及时观察管路情况，避免管路堵塞、污染。

6. 补水服务要求 提供符合国家安全要求的饮用水，尽量为长者提供温开水，不喝隔夜水，及时清洗、消毒饮水用具。

7. 助餐服务要求 协助长者进食时应保证食物温度，避免长者食用冷却食物，当发现食物有感官性异常、变质或疑似变质时，应立即撤回餐厅并上报；每周检查长者的冰箱，及时提醒长者食物可能发生变质，帮助其丢弃异常食物。

（二）制订本单位应急培训及考核计划

1. 应急指挥领导小组负责组织并制订本单位应急培训及考核计划，包括但不限于员工和长者的卫生防疫防护和健康教育工作、应急处置工作、报告流程等内容。

2. 利用黑板报、宣传画、宣传材料等多种形式，开展有针对性的健康教育和自救、互救等个人防护技能的培训，开展与突发事件相关疾病、传染病防治知识的科普宣传和咨询活动，使长者了解和掌握突发事件的特征与预防方法，做到早发现、早报告、早隔离、早治疗。

3. 组织应急急救演练，采取定期与不定期相结合的方式，并对演练结果进行总结和评估，进一步完善应急预案。

五、突发公共卫生事件的处理流程

（一）处理流程

事件发生后，一般采取边调查、边处理、边抢救、边核实的方式，确保迅速、有效地控制突发公共卫生事件。

处理流程：事件报告→预案启动的建议→预案的启动→调查处理→制订技术标准、规范和控制措施→应急医疗救治→后勤保障→应急物资的生产、供应和运送→长者转诊→应急处理状态的解除。

（二）事件报告

1．发生突发公共卫生事件后，应及时向应急指挥领导小组报告，报告内容包括事件发生时间、地点、涉及的地域范围、波及人数、主要症状与体征、可能的原因、已经采取的措施、事件的发展趋势、下一步工作计划等，及时启动应急工作。

2．本单位负责人根据事件情况，及时向政府和卫生行政主管部门报告，按上级部门要求开展工作。

（三）应急医疗救治

1．根据突发事件性质、特征、波及老年人的数量等，设置伤病长者分拣处，划定隔离区域，制订隔离措施，疏散易感人群。

2．组织医生、护士、照护师开展长者出诊、救治和转诊工作，根据长者伤病情况，按轻、中、重、死亡进行分类，分别以"绿、黄、红、黑"的伤病卡作为标志（伤病卡以5 cm×3 cm的不干胶材料制成），置于伤病长者的左胸部或其他明显部位，便于医疗救护人员辨认，本着先救命后治伤、先治重伤后治轻伤的原则，采取相应的急救措施，及时与家属沟通诊治情况。

（1）黑色——已死亡者。

（2）红色——重度危重、生命体征不平稳者。

（3）黄色——中度危重、生命体征尚平稳者。

（4）绿色——轻伤员。

3．安排好人员疏散，配合专业防治机构开展现场流行病学调查，对事件的危害程度和潜在危害进行判定，配合现场救援专家开展工作。

4．书写现场救援病案及救治过程报告。

5．疫情消除后进行后续监测、消杀灭菌、预防服药、健康教育，直至危害消除。

（四）后勤保障

后勤负责突发公共卫生事件所需设备、防护用品、药品和卫生耗材的供应，以及餐饮服务的保障工作。事件发生后，组织后勤保障人员进行人力支持、调查处理、疾病控制、信息统计、交通服务、饮食服务、财务支持等工作。

（五）对外联络

指定专人向媒体发布信息，其他任何人员未经授权不得对外公布、散播相关信息。限制大型公众聚会活动，停止公共娱乐活动。

（六）分类控制要点

1．呼吸道传染病的控制要点　①隔离治疗患病老年人（控制传染源）；②追踪密切接触者（隔离、留验、医学观察、健康随访）；③带菌者服药，进行预防接种（保护易感染群）；④通风、消毒，保持环境清洁；⑤进行健康教育。

2．肠道传染病的控制要点　①隔离治疗患病老年人和带菌者；②确定疫点和疫区；③严格消毒环境和灭蝇；④加强人畜粪便的管理和消毒；⑤加强食品卫生管理；⑥开展动物检疫与管理工作；⑦进行健康教育。

3．自然疫源性传染病（虫媒与人畜共患病）的控制要点　①判定疾病的传播性质，决定是否需要采取人间传播控制措施。②对鼠疫、埃博拉出血热、严重急性呼吸综合征病例进行隔离治疗，对其接触者进行医学观察。③必要时采取区域封锁、交通检疫等强制性措施。④关键性措施：免疫接种、控制媒介生物；针对宿主的措施：捕杀、治疗、规避；针对媒介的措施：消灭、驱避、改造。⑤对输入性的媒介生物进行处置。

4．食物中毒与食源性疾病的控制要点　①迅速查清中毒食物，切断食源，避免其他人继续食入和中毒，避免事态扩大；②查清中毒原因，预防同类中毒事件再次发生；③对中毒者实施针对性抢救措施；④加强食品卫生管理。

5．预防接种副反应的控制要点　①核实、澄清是否为副反应，事件是孤立的还是相互有联系；②查清引起反应的生物制品的特点，是质量问题还是运输、存储、使用问题；③查清反应的种类，是生物制品自身引起的疾病、副反应还是接种质量事故。

6．急性化学性伤害的控制要点　①查清引起伤害的化学物质；②具体引起何种伤害；③查清有无特效解毒药物、解毒药物是什么；④撤离现场人员；⑤抢救伤病者；⑥封闭或阻断伤害源。

案例导入答题要点

1．出现多人的急性上呼吸道感染属于哪一类突发公共卫生事件？判定依据是什么？

答：属于一般突发公共卫生事件（Ⅳ级）。根据《国家突发公共卫生事件应急预案》Ⅳ级标准，此事件属于县级以上人民政府卫生行政部门认定的其他一般突发公共卫生事件。

2．如何预防此类公共卫生事件的发生？

答：以下几点须特别注意。

（1）冬季注意室内公共区域、老年人居室保暖，必要时加湿空气。

（2）提醒老年人适当增加衣物，寒潮、大风天气避免室外活动。

（3）提醒或协助老年人每天定时补充温开水，保持口腔湿润。

（4）照护师每天注意观察老年人的症状和体征，已有上呼吸道感染症状者应及时就医和采取隔离措施，避免交叉感染。

（5）加强公共区域、居室消毒，对照护师进行预防标准知识培训，操作前、后应洗手。

第二节 照护安全管理

医养结合照护服务是养老综合服务中最重要的环节。一般入住养老机构或社区的长者平均年龄为 75 ～ 85 岁、有 3 种以上基础疾病，对照护专业服务和人文关怀要求较高。我国进入老龄化社会时间相对较短，照护服务研究不足，近几年大力发展照护理论和技能培训，但仍面临培训导师和照护专业人员不足的现状。因此，从事医养结合服务的机构更应建立全面的照护安全管理体系，避免可能发生的各类风险。

本节从构建照护安全管理体系开始，帮助照护师建立系统防范风险的意识，从跌倒、坠床、烫伤、自杀或自伤、噎食、管路滑脱 6 个方面分别论述风险评估与防范措施。

学习目标

1. 能够了解照护安全风险管理体系内容。
2. 能够掌握安全风险评估。
3. 能够掌握安全风险事件的防范措施。

案例导入

李爷爷，82 岁，患糖尿病 20 余年，入住某养老机构，一直在房间进餐。近期出现了视物模糊的症状，看不清东西，吃饭的时候有过呛咳和被烫到的经历，照护师一直劝李爷爷到公共餐厅用餐，在照护师的协助下进食，李爷爷不同意。

请思考：

1. 李爷爷有发生噎食的风险，照护师需要做哪些措施防范风险？
2. 作为管理者，需要完善哪些管理流程？

一、照护安全风险管理体系

我国医养结合照护起步较晚，近 10 年发展迅速，中华人民共和国民政部、各省市相继出台多项养老照护标准，2019 年出台了养老服务领域第一项强制国家标准 GB 38600-2019《养老机构服务安全基本规范》，明确了养老机构服务安全"红线"，对养老服务安全管理提出了系统性强制要求，有利于防范、排查和整治养老机构服务中的安全隐患，推进养老服务高质量发展。安全风险评估中明确提出老年人入住养老机构前要进行服务安全风险评估，并提出了服务安全风险评估范围，目的在于最大限度地保护老年人人身健康和生命安全。

建立完善的照护安全风险管理体系，包括但不限于如下内容。

（一）建立安全委员会领导下的医养结合领导小组

医养结合领导小组负责建立医疗、护理、照护管理制度和服务流程，制订应急服务预案，组织或参与照护安全教育和培训、专业和管理考核、照护相关应急演练，检查照护服务质量，及时排查照护安全风险，提出安全管理建议，纠正风险行为，督促落实照护安全整改措施。

（二）建立管理制度和服务流程

依据评估、服务、检查等工作建立相关照护服务流程、技术标准、管理制度，并组织质量管理检查，持续改进。

（三）制订照护安全突发事件应急预案

制订如跌倒、坠床、烫伤、自杀或自伤、噎食、管路滑脱等不良事件的应急预案，包括人力、物资、交通等应急准备内容，每年至少演练1次。

（四）制订突发事件处置程序

由领导小组负责制订突发事件处置程序、报告程序，凡遇重大、复杂、批量紧急抢救的事件，由领导小组组织实施救护工作，立即向分管领导汇报，视情况向所在地民政或卫生行政管理部门报告。

（五）实施安全风险评价

应至少每半年对服务安全风险防范工作评价1次，对照护安全风险进行系统性梳理，特别是不良事件数据的分析，视情况及时修改、补充应急预案并组织培训。

（六）开展照护安全培训

应制订照护安全培训年度计划，落实到责任人，按时或根据现场管理情况组织培训。照护师上岗、转岗前应接受照护安全培训，每半年至少接受1次岗位安全、职业安全教育，考核结果需合格。

（七）开展老年人宣传教育

应制订针对老年人的安全宣传教育计划，采取灵活多样的方式，根据个体和群体情况，与季节、天气、心理等相结合，对老年人进行照护风险知识宣教。

二、常见照护服务风险管理

（一）跌倒

跌倒是指突发的、不自主的、非故意的体位改变，倒在地上或更低的平面上。老年人跌倒的发生率较高，易引起骨折、脑出血等严重症状，易导致残疾，影响老年人的身心健康。日常应重视对老年人跌倒的风险因素排查，及时评估及预防，避免发生跌倒。

1. 跌倒的常见风险因素见表5-2-1。

表5-2-1　跌倒的常见风险因素

项目	内容
生理功能	视物模糊、眩晕、肢体活动功能障碍、自控体位能力下降等
既往史	有跌倒史；患有心脑血管疾病、帕金森病、骨关节病、精神疾病等
药物	使用镇静剂、安眠药、降压药、降糖药、抗精神疾病药等
环境	地面不平、湿滑、有障碍物；灯光昏暗或刺眼等
老年人或照护师的认知及行为	对跌倒认知不足或无认知；拐杖、步行器、轮椅使用不当；着装过于肥大等

2. 跌倒风险评估量表

（1）可按 Morse 跌倒评估量表（Morse fall scale，MFS）执行。该量表是由美国宾夕法尼亚大学 Morse 等于 1989 年研制，并在多个国家及地区医院使用，有助于辨别跌倒的高风险老年人（表5-2-2）。总分为 125 分，得分越高表示发生跌倒的风险越大（表5-2-3）。

表5-2-2　Morse跌倒评估量表

项目	评分标准	得分
近3个月有跌倒史	否 =0 分 是 =25 分	
存在超过1个的医疗诊断	否 =0 分 是 =15 分	
行走是否需要使用辅助用具	不需要 / 卧床休息 / 照护师协助 =0 分 需要拐杖 / 步行器 =15 分 需要轮椅 / 平车 =30 分	
是否接受药物治疗	否 =0 分 是 =20 分	
步态 / 移动	正常 / 卧床不能移动 =0 分 双下肢虚弱无力 =10 分 残疾或有功能障碍 =20 分	
认知状态	有自主行为能力 =0 分 无控制能力 =15 分	
总得分		

表5-2-3　跌倒风险评价表

风险程度	分值
高风险	≥ 45 分
中风险	25 ~ 45 分
低风险	0 ~ 24 分

3．防范措施

（1）依据评估结果，告知长者、家属及监护人跌倒的风险，必要时签署知情同意书。长者身体变化时或就医出院后应及时复评。

（2）培训照护师和员工跌倒相关风险因素、评估方法、预案、急救方法等，并进行考核。

（3）地面应保持干燥、无障碍，擦拭地面时应放置警示标志。浴室内铺防滑垫，及时清除水渍，注意重点时间段和特殊天气等的服务风险，及时向长者及员工预警。

（4）高风险、中风险长者居室内宜挂警示标志，提醒长者注意跌倒。指导长者采用渐进下床法：改变体位时，宜做到醒后卧床 1 分钟再坐起、坐起 1 分钟再站立、站立 1 分钟再行走。应指导老年人穿合体的衣服，不宜穿拖鞋外出，正确使用步行器、拐杖等辅助器具。日常用品放于易取处，睡前应开启夜间照明设备，需要帮助时及时呼叫。沐浴时水温宜控制在 39 ~ 41 ℃，沐浴时间宜控制在 10 ~ 20 min。

（5）对使用药物的长者，应观察用药后的反应并给予相应的照护措施。使用降压药应观察长者的血压变化，有不适及时监测；使用降糖药应观察长者有无低血糖反应，尤其是夜间如厕时；每次使用镇静剂、安眠药时，长者应先如厕后卧床休息，避免服药后如厕，防止药物起效后发生跌倒；使用抗精神疾病药的长者应注意观察意识状况并评估肌力。

（二）坠床

坠床是指老年人从床上或其他物体表面滑落、跌落的过程。一旦发生坠床，照护师应立即赶到长者身边，迅速查看伤情，初步判断有无危及生命的症状和体征，视病情组织急救和紧急送医治疗。

1．坠床的常见风险因素（表 5-2-4）

表5-2-4　坠床的常见风险因素

项目	内容
生理功能	部分肢体活动功能障碍和自控体位能力下降等
既往史	有坠床史；患有心脑血管疾病、癫痫、帕金森病等
精神因素	存在谵妄、恐惧、躁动等症状
环境	床、平车未使用护栏，未采取固定措施；未及时将呼叫器放在长者易取处
老年人或照护师的认知	对坠床认知不足或无认知

2．坠床风险评估量表（表5-2-5）

表5-2-5　坠床风险评估量表

项目	因素	评分	得分
年龄	＞70岁或＜10岁	1	
感觉、意识	视觉/听觉异常、认知异常	2	
精神	躁动、抽搐、重度抑郁	4	
行动	需要协助（人和物协助）	1	
药物	利尿/镇痛/降压/降糖药	1	
既往史	有跌倒、坠床史	1	
总分为10分，≥4分提示为高风险人群			

3．防范措施

（1）提醒卧床长者有需求及时呼叫照护师，将呼叫器及常用物品放在长者易取处，告知长者使用方法。

（2）卧床长者出现躁动或癫痫发作时应由专人陪护，并告知长者或家属，给予保护性约束，双方及时沟通并签署知情同意书。

（3）加强巡视，卧床长者应按时翻身，及时按摩腰背部以减轻酸痛，及时帮助长者如厕或更换护理垫以减少不适感，安排带护栏的床位，及时固定护栏，定时检查护栏。电动床床面应保持最低位，使用后应及时复位。

（4）高风险长者居室内宜挂警示标志，提醒照护师和长者注意坠床风险。

（三）烫伤

烫伤是由无火焰的高温液体（沸水、热水、热油等）、高温固体（烧热的金属等）或高温蒸气等所致的组织损伤。常见低温烫伤，又可称为低热烫伤，是因为皮肤长时间接触高于体温的低热物体而造成的烫伤。接触70℃的物体持续1分钟，皮肤可能就会被烫伤；而当皮肤接触近60℃的物体持续5分钟以上时，也有可能造成烫伤。长者最易发生的是低温烫伤，尤其是糖尿病长者，因皮肤或肢端末梢感觉退化，对稍高于皮肤的温度感觉迟钝，常滞后发现烫伤，处理不当会发生溃烂，导致皮肤无法愈合，照护时应特别注意。

1．烫伤的常见风险因素（表5-2-6）

表5-2-6　烫伤的常见风险因素

项目	内容
生理功能	意识障碍、温痛觉下降、视物模糊、部分生活不能自理等
现病史	患有阿尔茨海默病、帕金森病、糖尿病、脑卒中及其他慢性疾病
环境	设施、设备放置位置不合理
医源性因素	热物理治疗仪器、药物热疗、热水袋等使用方法不正确
老年人或照护师的认知	对烫伤认知不足或无认知

2. 烫伤风险评估量表（表 5-2-7）

表5-2-7　烫伤风险评估量表

项目	因素	评分	得分
年龄	＞70 岁或＜10 岁	1	
意识、感觉	精神异常、感觉迟钝	4+1	
自理能力	需要协助	1	
季节	春、秋、冬季	1	
既往史	糖尿病	1	
总分为9分，≥4分提示为高风险人群			

3. 防范措施

（1）在风险设备或位置设立醒目风险标志，如"热水""开水"等。暖水瓶放置位置合理，并有固定装置。

（2）及时、准确评估长者风险，及时进行健康教育，特殊时间段，如晨起、夜间如厕时强化宣教。

（3）对使用低热保暖的长者加强巡视，特别在冬、春季，及时进行宣教，日常加强检查，提醒照护师加以关注。

（4）每天泡脚的长者应注意观察皮肤情况，糖尿病老年人泡脚水温不宜超过40 ℃。

（5）教会长者和家属正确使用保暖用具。使用热水袋时，用布套或厚毛巾包裹热水袋，不直接接触皮肤，水温应低于50 ℃，热敷时间不宜超过30分钟，若持续使用，应每30分钟检查一次皮肤。

（6）使用各种热物理治疗仪器时，应按说明书要求保持安全、有效距离。行药物热疗时，应观察皮肤颜色并询问长者感觉。老年人出现谵妄、烦躁不安、不合作情况时，应在专人陪护下进行治疗。术后麻醉未清醒、昏迷、末梢循环不良长者应避免使用热水袋。

（7）鼻饲的流食温度应控制在38 ～ 40 ℃，应执行鼻饲护理操作技术规范。

（四）自杀或自伤

自杀或自伤行为是指长者在复杂心理活动的作用下，蓄意或自愿伤害自身的一种行为，常导致躯体受伤，甚至造成死亡，严重威胁长者的健康和社会安全。有此心理倾向的长者一般患有老年抑郁症，起病年龄在55岁或60岁以上，这类人群因遇到难以解决的问题或长期孤独、抑郁，存在不同程度的心理问题，可能未明确就医并正式诊断，想逃避现实，为解脱自己而准备自杀或自伤，照护过程中会表现出谈论自杀、暗示自杀等信号，照护师须特别注意。

1. 自杀或自伤的常见风险因素（表 5-2-8）

表5-2-8　自杀或自伤的常见风险因素

项目	内容
躯体或精神症状	有明显躯体不适症状或日常行为改变，隔离自己与他人；受命令性幻听、妄想等症状支配
现病史	患有抑郁症、焦虑症、恶性肿瘤，或者处于其他慢性或恶性疾病终末期
社会因素	曾有自杀或自伤行为；近期发生重大生活事件
老年人或照护师的认知	对老年人自杀/自伤认知不足或无认知

2. 自杀或自伤风险评估　较常采用的抑郁评估量表有汉密尔顿抑郁量表、Zung氏抑郁自评量表、老年抑郁量表等。其中，老年抑郁量表是专用于老年人的抑郁筛查评估工具，有30项条目，包括情绪低落、活动减少、易激惹、退缩痛苦，以及对过去、现在和将来的消极评分等。测试时，评估者将每一个测试问题读给长者听，让其挑选最符合自身感受（近一周）的答案，让他回答"是"或"否"，内容见表5-2-9。

表5-2-9　老年抑郁量表（GDS）

项目		回答	
1	您对生活基本满意吗?	是	否
2	您是否已放弃了许多活动与兴趣?	是	否
3	您是否觉得生活空虚?	是	否
4	您是否感到厌倦?	是	否
5	您觉得未来有希望吗?	是	否
6	您是否因为脑子里有一些想法摆脱不掉而烦恼?	是	否
7	您是否大部分时间精力充沛?	是	否
8	您是否害怕会有不幸的事落到头上?	是	否
9	您是否大部分时间感到幸福?	是	否
10	您是否感到孤立无援?	是	否
11	您是否经常坐立不安、心烦意乱?	是	否
12	您是否希望待在家里而不愿去做些新鲜事?	是	否
13	您是否常担心未来?	是	否
14	您是否觉得记忆力比以前差?	是	否
15	您觉得现在活得很惬意吗?	是	否
16	您是否常感到心情沉重、郁闷?	是	否
17	您是否觉得像现在这样活着毫无意义?	是	否
18	您是否总为过去的事忧愁?	是	否

续表

项目		回答	
19	您觉得生活很令人兴奋吗？	是	否
20	您开始一件新的工作很困难吗？	是	否
21	您觉得生活充满活力吗？	是	否
22	您是否觉得你的处境已毫无希望？	是	否
23	您是否觉得大多数人比你强得多？	是	否
24	您是否常为些小事伤心？	是	否
25	您是否觉得想哭？	是	否
26	您集中精力有困难吗？	是	否
27	您早晨起来很快活吗？	是	否
28	您希望避开聚会吗？	是	否
29	您做出决定很容易吗？	是	否
30	您的思维是否同以前一样清晰？	是	否

量表评定方法：每个条目要求长者回答"是"或"否"，其中第1、5、7、9、15、19、21、27、29、30项采用反向计分（回答"否"表示抑郁存在），每项表示抑郁的回答得1分。用于一般筛查目的时建议采用：总分0～10分为正常；总分11～19分为轻度抑郁；总分20～30分为中重度抑郁，可诊断为抑郁症。

3. 防范措施

（1）早发现相关人群，及早进行风险评估，定时或即时评估，及时与家属沟通长者心理状况和应对方法。对新到机构或社区、曾有自杀或自伤行为长者，应婉言谢绝入住，避免其发生极端行为。

（2）对已入住的抑郁症长者，应注意观察精神与情绪变化，发现风险及时告知医生，定期安排就医，平时给予关爱和体贴。鼓励长者多参加活动或运动、融入同伴生活，与其多交流，反复安慰，使其宣泄不良情绪，及时给予精神支持。

（3）对于经评估为轻、中度抑郁的长者，应注意突然出现的精神或行为异常，鼓励长者倾诉，与其共情，必要时严禁单独活动，应专人照护，及时联系家属，劝其及时就医。居室内或附近不放利器或有安全隐患的物品（如刀、剪刀、绳子、玻璃、药品、有毒物品等）。加强巡视并记录。严禁长者身边放置药品，尽量说服长者将药品交由照护师或护士保存，服药时应服药到口，看着长者完全吞下方可离开。必要时给予保护性约束。

（4）注意高发地点、高发时间、高发人群。高发地点：病房、卫生间、电梯口、角落处；高发时间：交接班、节假日、夜间、家属接外出后；高发人群：抑郁症、精神分裂症、焦虑症、癌症长者。自杀危机通常持续24～72小时，发现及干预后注意持续关注长者情况。

（5）重建心理支持系统，尊重长者个人特质、宗教信仰或文化背景，动员心理医生、社会工作者、家属等一同帮助长者舒缓情绪，调整用药，促进长者与老友间的联系交往，建立长者的社交信心。

（五）噎食

噎食是指个体在进食进程中，食物与分泌物混合堵塞咽喉部，或者卡在食管的第一狭窄处压迫气管，甚至误入气管而引起的呼吸道完全或不完全阻塞，导致呼吸不畅、呼吸困难，甚至窒息。属严重急性症状，除使用标准海姆立克急救法进行培训和考核外，还需要照护团队与其他部门协作，确保一旦发生噎食，立即按急救流程处理和送长者就医。

1. 噎食的常见风险因素（表5-2-10）

表5-2-10 噎食的常见风险因素

项目	内容
生理功能	吞咽功能异常、咽反射减弱；虚弱无力，特别是咳嗽、卧床进食者
既往史及现病史	有显性误吸史；患有脑血管病、阿尔茨海默病、帕金森病、慢性阻塞性肺疾病、反流性食管炎等；食欲亢进
医源性因素	人工气道的建立；大量应用镇静剂；鼻饲等
餐食准备	餐食准备不充分，如有黏性食物、大块食物、带骨刺食物
老年人或照护师的认知	对噎食认知不足或无认知

2. 噎食风险评估 噎食的发生与长者的吞咽功能异常相关性较强，一般须进行吞咽功能评估，可按洼田饮水试验执行。评估为Ⅰ级为正常；Ⅰ级在5秒以上或Ⅱ级为可疑吞咽功能异常；Ⅲ、Ⅳ、Ⅴ级为吞咽功能异常，须密切关注进餐过程（表5-2-11）。

表5-2-11 吞咽功能评估（洼田饮水试验）

级别	评定标准
Ⅰ级	取坐位，5秒之内能不呛咳地1次饮下30 ml温水
Ⅱ级	能不呛咳地分2次饮下30 ml温水
Ⅲ级	能1次饮下30 ml温水，但有呛咳
Ⅳ级	分2次以上饮下30 ml温水，有呛咳
Ⅴ级	屡屡呛咳，难以将30 ml温水全部咽下

3. 防范措施

（1）做好长者的健康综合评估，预测长者有无噎食风险。对有噎食风险的长者给予特别关注，避免其在单人居室内就餐。

（2）实施预防噎食的安全教育。全员进行海姆立克急救法培训及考核，每年至少进行2次，医护部门、照护部门、餐饮部门新入职员工要培训合格后上岗。定期组织急救演练，确保急救时医、护、养配合无误。

（3）指导长者坚持做吞咽保健操。平时要注意多饮水，保持口腔湿润。吃饭或喝水时要坐起或取半坐卧位（上身与水平的角度≥30°），不能取半坐卧位者要将头部抬高并偏向一侧，取舒适卧位。吃饭或喝水速度宜慢。有噎食风险的长者不宜直接进食馒头、饼等食物，应将馒头、饼泡在汤、牛奶或豆浆中，待充分软化、捣碎成半流食再给予长者。长者应保持心态平静，进餐时不应说笑、聊天、行走、看电视等，应小口、专注、细嚼慢咽。餐前适当少量喝水；进餐时，要先稀（喝汤）后稠；每口食物不宜过多，一般以汤匙1/3的食物为宜，稀稠交替。

（4）照护师为卧床长者喂水时，用汤匙先接触长者唇边，再从舌边慢慢少量送入口中，防止水误入气管。喂食时应掌握适当的速度，与长者互相配合，不能催促或喂食过快。服药时，药片太大的要掰成小块或调成糊状，用温开水送服。

（5）食物宜软、易消化，不宜干、坚硬、大块，以及进食黏性食物，避免圆形、光滑的食物。有条件时，水或汤中可以加入增稠剂。

（6）照护师在照护失能、痴呆长者用餐，或者餐厅服务员在服务长者用餐时，要关注长者的用餐状态，及时提醒慢速用餐。当发现呛咳、吞咽困难、面肌痉挛、唇舌震颤等症状时，及时报告医护人员，现场视情况应用海姆立克急救法进行抢救。

（7）吞咽困难的长者宜采取鼻饲。鼻饲操作注意事项：床头抬高≥45°，检查胃管是否通畅及是否在胃内，鼻饲前、后30分钟禁止吸痰，每次灌注食量不超过200毫升，鼻饲15～20分钟为宜，2次鼻饲间隔时间不少于2小时，进食后应保持卧位1小时再卧床休息。

（六）管路滑脱

部分长者因原发病迁延，日常生活中可能带有各种管路，如吸氧管、胃管、导尿管、引流管、造瘘管、经外周静脉穿刺的中心静脉导管等，对照护专业要求高，照护师须经专业培训合格后再进行日常照护，工作难度大、风险高，管路滑脱一旦发生会影响治疗，甚至须重新手术，照护此类长者须细致观察、耐心处置。

1. 管路滑脱常见风险因素（表5-2-12）

表5-2-12 管路滑脱常见风险因素

项目	内容
意识及认知	意识障碍、有幻觉（幻视、幻听等）；认知与配合能力下降；因插管长者有不适感
管路	固定不牢；位置不合适；部分脱出
引流液	颜色、量、性状异常
照护师的认知	对管路滑脱的认知不足或无认知；操作失当

2. 管路滑脱风险评估量表（表5-2-13）

表5-2-13 管路滑脱风险评估量表

项目	内容	评分	得分
年龄	>70岁	1	
意识状态	躁动、中/重度抑郁	2	
行动	自我控制差/耐受力差	2	
沟通	不配合	1	
管道数量	≥2	1	
总分为7分，≥4分提示为高风险人群			

3. 防范措施

（1）培训照护师管路护理相关知识并考核，向长者做相关健康宣教。

（2）长者入住或出院后，应详细了解管路相关注意事项，照护师应及时与医生、护士沟通，对长者意识状态和管路情况风险进行评估，必要时加强评估次数。确定管路位置，固定牢固，标识明确，做好记录。

（3）与长者沟通，告知长者和家属留置管路的目的、意义和注意事项，宣教管路的自我观察方法，取得配合。嘱长者遇异常情况及时呼叫。长者出现谵妄、烦躁不安、不合作时，应有专人陪护，并经长者或家属同意后给予保护性约束，双方沟通认可后签署知情同意书。

（4）加强巡视，及时观察引流管的通畅性及引流液的颜色、量、性状，发现异常应及时联系医生、护士进行处理。发现管路扭曲、移位、堵塞、打折、受压时，应及时给予妥善固定。检查管路长度、管路衔接处有无松动及液体外渗。按要求记录。

（5）长者翻身、排便、转运或接受其他照护服务时，应妥善固定管路，防止牵拉。

（6）合理使用管路风险标志，以向照护师及员工示警。

 思考题

1. 我国养老服务领域第一项强制国家标准是什么？
2. 什么是渐进下床法？
3. 请回答噎食的定义。

案例导入答题要点

1. 李爷爷有发生噎食的风险，照护师需要做哪些措施防范风险？

答：熟练掌握海姆立克急救法；熟悉整个急救流程；保证食物质量；协助就餐时注意提醒；进餐过程中注意补水；大块食物须先进行处理；观察长者就餐过程。

2. 作为管理者，需要完善哪些管理流程？

答：急救及送医流程；出餐流程；膳食服务流程；质量管理；培训流程。

（赵　婷）

第六章　衣食住行　品质生活——生活照护

第一节　营养照护

　　营养照护是医养结合照护工作的重要内容之一，适当的营养供给对于长者生活质量的提高、慢性病的管理起到关键性作用。可以根据长者身体健康与营养状况为长者提供适宜的营养照护，满足长者身体对营养的需求，同时，还可以针对长者常见疾病与症状提供个性化的营养照护，延缓疾病的发展。

学习目标

1. 能够了解老年人常见疾病及症状的营养照护原则。
2. 能够掌握老年人常见疾病及症状的食谱搭配。

案例导入

　　赵奶奶，72岁，最近入住一家养老机构。赵奶奶体型偏胖，有高血压史20余年。入院评估时，照护师了解到赵奶奶平日饮食口味偏重，偏好咸、甜等食物，排便次数少，1周排便1～2次，粪便干结。

　　请思考：

　　1. 高血压长者的营养照护原则有哪些？

　　2. 便秘的长者适合食用哪些食物？禁止食用哪些食物？

　　3. 针对赵奶奶的便秘情况，请为其制订简单的1周食谱搭配。

一、老年人常见疾病的营养照护

（一）冠心病长者的营养照护

1. 营养照护原则（表6-1-1）

表6-1-1 低盐、低脂1周食谱举例

星期	早餐	加餐	午餐	加餐	晚餐
一	小米粥、煮鸡蛋、馒头、拌海带丝	水果	丝瓜炒青豆、萝卜炖棒骨、米饭/馒头	坚果、酸奶	黄瓜焖虾仁、清炒芥蓝、粥、馒头
二	二米粥、馒头、拌糖醋萝卜丝、煮鸡蛋	酸奶	苦瓜炒肉丝、木耳西芹百合、米饭/馒头	水果	花菜鸡片、番茄烧茄子、米饭
三	牛奶、花卷、拌筒蒿、煮鸡蛋	苏打饼干、热牛奶	醋烹绿豆芽、海米冬瓜、米饭/馒头	煮胡萝卜苹果水	清炖鱼块、汤、蒜蓉生菜、米饭/粗粮馒头
四	蒸蛋羹、馒头、炝拌黑木耳	牛奶冲坚果粉	清炒苦瓜、肉末茄子、米饭/粗粮馒头	水果	鸽蛋白菜炖豆腐、包菜炒粉条、米饭/馒头
五	百合红枣粥、煮鸡蛋、拌白菜心	水果	冬瓜炖腔骨、青椒土豆丝、米饭/馒头	酸奶	海米炖豆腐、花菜炒牛肉末、杂粮粥、馒头
六	小米粥、煮鸡蛋、绿豆芽拌胡萝卜	坚果	山药炖鸭块、海米冬瓜、二米饭/馒头	水果、酸奶	清蒸鱼、蒜蓉生菜、粥、馒头
日	牛奶、煮鸡蛋、馒头、拌菠菜	水果	肉末菜豆、葱烧豆腐、米饭/馒头	酸奶	棒骨炖藕块、素烧冬瓜、粥、素包子

（1）能量适宜：以维持理想体重为宜，重点关注长者年龄和体力活动程度。根据年龄、体重、合并疾病等确定长者每天的能量摄入。

（2）切忌暴饮暴食：避免过饱，最好少量多餐，每天4～5餐。

（3）控制脂类食物：脂类食物的数量和质量都很重要，适当增加多不饱和脂肪酸的供给，减少饱和脂肪酸的摄入，将食物胆固醇控制在300 mg/d以下。

（4）糖类适量：根据国人习惯，糖类应占能量的60%左右，以复合糖类为主，单糖应限制，尤其是合并肥胖或高脂血症者更应注意限制单糖。

（5）蛋白质适量：冠心病膳食中的蛋白质应占总能量的15%，或者按2 g/kg进行供给，可以适当减少动物蛋白。

（6）给予充足矿物质和维生素：满足人体每日所需营养素，维持正常新陈代谢和人体健康状态。

（7）限制钠盐：合并有高血压或有家族性高血压史的患者尤应注意，每天盐摄入量宜控制在5 g以下。

2．食物宜忌

（1）宜

a．豆类及豆制品属于优质蛋白质，能量低、含有丰富的植物固醇，可作为冠心病长者蛋白类食物的理想选择。其次是蛋清、牛奶、鱼虾类。

b．适当多选用粗粮。

c．多食用新鲜绿叶蔬菜、水果，深色蔬菜富含胡萝卜素和维生素 C，食物纤维多且饱腹感强，可间接减少胆固醇的吸收。

d．海藻类食物，如海带、紫菜、发菜及黑木耳等富含甲硫氨酸、钾、镁、铜、碘，宜多食，有利于冠心病的治疗。

（2）忌

a．牛肉、羊肉、火腿、贝类及蛋黄等限用。

b．禁食含动物脂肪高的食物，如肥肉、肥鹅、肥鸭、全脂奶油等。

c．高胆固醇食物，如猪皮、带皮蹄膀、肝、肾、肺、脑、鱼子、蟹黄等禁食。

d．高能量、高糖类食物，如冰淇淋、巧克力、蔗糖、油酥甜点心、蜂蜜、各种水果糖等，均为体积小、产热高的食物，应禁食。

e．禁食刺激性食物，如辣椒、芥末、胡椒、咖喱等，限用酒、浓咖啡等。

（二）原发性高血压长者的营养照护

1．营养照护原则（表 6-1-2）

（1）限制总能量：体重控制在标准范围内，肥胖者应节食减肥，以每周体重减轻 1.0 ～ 1.5 kg 为宜。

（2）适量蛋白质：应限制动物蛋白。调配膳食时应考虑蛋白质的生理作用，选高生物价优质蛋白，按 1 g/kg 补给，植物蛋白可占 50%。

（3）限制脂类：减少脂肪摄入，限制胆固醇；同时患高脂血症及冠心病者更应限制动物脂肪的摄入。

（4）多选用复合糖类：进食复合糖类、食物纤维高的食物。

（5）矿物质和微量元素

a．限制钠摄入：理论以供给食盐 2 ～ 3 g/d 为宜；考虑实际，每日食盐供给 ≦ 6 g。

b．补钾：限钠的同时注意补钾。

c．补钙：钙对原发性高血压的治疗有一定作用，每天以供给 1000 mg 为宜。

（6）补充维生素 C：大剂量维生素 C 可使胆固醇氧化为胆酸排出体外，改善心功能和血液循环。

（7）培养良好的膳食习惯：定时、定量进食，不过饥或过饱，不暴饮暴食，不挑食、偏食。

表6-1-2 低盐1周食谱举例

星期	早餐	午餐	晚餐
一	小米粥、煮鸡蛋、蒸芋头、拌包菜丝	丝瓜炒鸡蛋、茄子肉末、山药炖腔骨、二米饭	小白菜炒粉丝、炖瓦块鱼、西芹炒肉丝、菜团子
二	二米粥、馒头、拌糖醋萝卜丝、煮鸡蛋	苦瓜炒肉丝、木耳西芹百合、水蒸蛋、鲫鱼萝卜丝汤、藜麦大米饭	黄瓜炒鸡蛋、肉末冬瓜、萝卜炖牛腩、鲜蘑炒油菜、玉米窝头
三	大米粥、菜肉包、拌筒蒿、煮鸡蛋	西芹炒百合、红烧鸡块、滑子菇炒肉片、清炒油麦菜、米饭	番茄炒鸡蛋、老鸡炖冬瓜、滑炒娃娃菜、醋烹绿豆芽、紫米馒头
四	蒸蛋羹、面包、炝拌黑白木耳、紫米粥	清炒西兰花、草菇小白菜、排骨炖萝卜、青椒炒肉丝、大米芸豆饭	板栗烧白菜、芹菜肉末、胡萝卜炒青笋、萝卜炖牛肉、南瓜饼
五	百合红枣粥、煮鸡蛋、全麦面包、拌白菜心豆干	清炒西葫芦、小白菜余肉丸、花菜炒肉片、蒜蓉生菜、馒头/米饭	西葫芦扒虾仁、蒜蓉油麦菜、菜豆肉片、清炒土豆丝、玉米面发糕
六	小米粥、煮鸡蛋、绿豆芽拌胡萝卜、豆沙包	清炒苦瓜、排骨炖豆角、黄瓜炒鸡丁、醋溜白菜、红豆饭	红焖鱼块、包菜肉末、菠菜炒鸡蛋、清炒茄丝、五香发面饼
日	牛奶、煮鸡蛋、肉末卷、拌菠菜、大米粥	韭菜炒鸡蛋、清炒油菜、白菜丸子炖鸽蛋、豇豆炒肉丝、馒头/米饭	清炒芥蓝、土豆烧鸡块、清炒丝瓜、醋烹绿豆芽、蒸玉米

备注：1. 每人每日所有菜用盐量为2～5 g。

2. 不宜选用一切过咸食物及腌制品，如豆腐乳、咸菜、皮蛋、泡菜、火腿、腊肉、香肠、虾米、韭菜花。

2．食物宜忌

（1）宜

a．能降压的食物有芹菜、胡萝卜、番茄、荸荠、黄瓜、木耳、海带、香蕉等，可多食用。

b．降脂食物有山楂、香菇、大蒜、洋葱、海鱼、绿豆等，可多食用。

c．草菇、香菇、平菇、蘑菇、黑木耳、银耳等蕈类食物营养丰富、味道鲜美，对防治原发性高血压、脑出血、脑血栓均有较好效果。

d．动物蛋白选用鱼、鸡、牛肉、牛奶、猪瘦肉等。

e．含食物纤维高的食物，如淀粉、糙米、标准粉、玉米、小米等均可促进肠蠕动，加速胆固醇排出，对防治原发性高血压有益。

f．含钙丰富的食物有黄豆及豆制品、核桃、牛奶、花生、韭菜、柿子、芹菜、蒜苗等，应适当多食。

g．橘子、大枣、芹菜叶、油菜、小白菜、莴笋叶等食物中均含有丰富的维生素C，多食可很好地改善血液循环。

（2）忌

a．所有过咸食物及腌制品、蛤贝类、虾米、皮蛋均应禁食。

b．含钠高的绿叶蔬菜等限用。

c．烟、酒、浓茶、咖啡及辛辣刺激性食物均应禁食。

d．动物内脏、脑髓、蛋黄、肥肉、贝类、乌贼、动物脂肪等可致高脂蛋白血症、加重高血压，应禁食。

e．葡萄糖、果糖及蔗糖等均可升高血脂，故应少食。

（三）糖尿病长者的营养照护

1．营养照护原则（表6-1-3）

（1）合理控制能量：合理控制能量是糖尿病营养治疗的首要原则。能量供给须根据病情、血糖、尿糖、年龄、性别、身高、体重、劳动强度、活动量及有无并发症确定。

（2）选用复合糖类：最好选用吸收较慢的多糖类谷物，食用含淀粉较多的根茎类、鲜豆等蔬菜，如土豆、藕等可替代部分主食。

（3）增加可溶性食物纤维摄入。

（4）控制脂肪和胆固醇摄入：每天脂肪总量过高、过低或脂肪酸比例不适当都对病情不利。尽量减少膳食烹调油的用量，以每天 25 ～ 30 ml 为度。

（5）选用优质蛋白质：优质蛋白质至少占33%，伴肝、肾疾病时蛋白质摄入量应降低。

（6）提供丰富维生素和矿物质：维生素与糖尿病关系密切，补充 B 族维生素，包括维生素 B_1、维生素 PP、维生素 B_{12} 等可改善神经症状，而充足的维生素 C 可改善微血管循环。补充钾、钠、镁等矿物质可维持体内电解质平衡，防止或纠正电解质紊乱；铬可提高胰岛素敏感性。

（7）食物多样性：糖尿病患者每天膳食都应包含谷薯杂豆类、蔬菜、水果、大豆、奶类、肉类、蛋类、油脂类这 8 类食物，每类食物选用 1 ～ 3 种。

（8）合理安排进餐：糖尿病患者进餐要定时、定量。每天可安排 3 ～ 6 餐，餐次增多时可从正餐中抽出部分食物作为加餐。

（9）防止低血糖：如果降糖药物使用过量、膳食过少或活动突然增多，糖尿病患者易出现低血糖反应。发生低血糖反应时应及时抢救，立即服用白糖、葡萄糖或馒头 25 g。

2．食物宜忌

（1）宜

a．玉米、荞麦、燕麦、裸燕麦、红薯等血糖生成指数较低的主食可多食用。

b．整粒豆、燕麦麸、蔬菜等富含维生素 B 族、维生素 C、可溶性纤维的食物，糖尿病患者应多食用。

c．蛋白质多选用大豆、鱼、禽、鸡蛋等食物。

d．加餐可用水果、粗粮饼、牛奶、酸奶等，水果摄入量最好不超过 200 g。

e．油类宜选用含不饱和脂肪酸较高的油，如橄榄油、花生油、芝麻油、菜籽油等。

表6-1-3 糖尿病长者1周食谱举例

星期	一	二	三	四	五	六	日
早餐	萝卜汤(萝卜50g)、煮鸡蛋、慢头、拍黄瓜(黄瓜100g、香油2g)	番茄卧荷包蛋(番茄25g、鸡蛋1个)、杂面慢头(面粉25g、玉米面25g)、拌海带丝(水发海带50g、白菜50g、香油2g)	香菇紫菜汤(水发香菇20g、紫菜2g)、慢头、玉米面25g、拌包菜丝(包菜100g、香油2g)	牛奶1袋(243ml)、杂面慢头(面粉25g、紫米面25g)、拌芹菜(芹菜100g、花生米20g、香油2g)	番茄肉丝汤(番茄50g、肉丝25g)、杂面慢头(面粉25g、玉米面25g)、花生米(花生米20g、香油2g)	菜叶卧荷包蛋(青菜25g、鸡蛋1个)、杂面慢头(面粉25g、玉米面25g)、拌白菜丝(白菜100g、香油2g)	小馄饨(青菜25g、肉10g)、慢头(面粉50g)、拌青笋丝(青笋100g、香油2g)
加餐	黄瓜250g	黄瓜250g	黄瓜250g	黄瓜250g	黄瓜250g	黄瓜250g	黄瓜250g
午餐	米饭(大米50g)、慢头(面粉50g)、白菜木耳(白菜200g、水发木耳20g、植物油底)、酱牛肉丝(牛肉50g、油5g)、芹菜炒瘦猪肉(芹菜100g、瘦猪肉50g、植物油5g)	米饭(大米50g)、两面发糕(紫米面25g、面粉25g)、烧带鱼(带鱼75g、植物油5g)、素炒三丝(洋葱、胡萝卜、芽尖各100g、植物油5g)	米饭(大米50g)、花卷(面粉50g)、黄瓜炒虾仁(黄瓜150g、虾仁100g、植物油8g)、肉末烧冬瓜(瘦猪肉25g、冬瓜200g、植物油8g)	米饭(大米50g)、慢头(面粉50g)、番茄炒鸡蛋(番茄200g、鸡蛋1个、植物油5g)、芹菜炒牛肉丝(芹菜100g、瘦牛肉50g、植物油10g)	米饭(大米50g)、椒回锅肉(青椒100g、瘦猪肉50g、植物油5g)、萝卜炒牛肉丝(萝卜100g、瘦牛肉50g、植物油10g)	窝头(玉米面50g)、咸花卷、清蒸鱼(鱼150g)、素炒香菇油菜(水发香菇20g、油菜200g、植物油8g)	米饭(大米50g)、窝头(玉米面50g)、蒿子秆炒肉丝(蒿子秆200g、瘦猪肉50g、植物油10g)、番茄鸡蛋汤(番茄50g、鸡蛋10g)
加餐	番茄200g	番茄200g	番茄200g	番茄200g	番茄200g	番茄200g	番茄200g
晚餐	菜叶荞麦鸡丝汤(荞麦25g、青菜25g、鸡肉50g)、慢头(面粉50g)、芹菜炒瘦猪肉丝(芹菜100g、瘦猪肉50g、植物油8g)	米饭(大米25g)、窝头(紫米面25g、玉米面25g)、丝瓜炒鸡蛋汤(丝瓜50g、鸡蛋10g)、木耳炒青笋肉片(青笋150g、瘦猪肉50g、木耳20g、植物油10g)	米饭(大米25g)、窝头(紫米面25g、玉米面25g)、胡萝卜烧牛肉(胡萝卜100g、牛肉50g、植物油5g)、小白菜丸子汤(小白菜50g、猪肉25g、香油2g)	米饭(大米50g)、玉米发糕(玉米面25g)、酱鸡翅(鸡翅50g、牛肉100g、植物油5g)、圆白菜豆腐(圆白菜100g、豆腐50g、植物油2g)	米饭(大米50g)、窝头(玉米面25g、紫米面25g)、鱼炒韭菜(墨斗鱼150g、韭菜150g、植物油5g)、蒸拌茄泥(茄子200g、蒜5g、香油2g)、黄瓜鸡蛋汤(黄瓜50g、鸡蛋25g)	米饭(大米50g)、紫米面窝头(紫米面12.5g、玉米面25g)、肉末冬瓜(猪肉25g、冬瓜150g、植物油5g)、蒸拌油菜(油菜200g、蒜茸油汤(黄油5g))	米饭(大米50g)、杂面窝头(玉米面125g)、丝瓜炒鸡蛋(丝瓜150g、鸡蛋1个、植物油7g)、大白菜烧肉(大白菜100g、瘦猪肉25g、植物油8g)
加餐	无糖酸奶1杯、苏打饼干25g	无糖酸奶1杯、苏打饼干25g	无糖酸奶1杯、苏打饼干25g	无糖酸奶1杯、苏打饼干25g	无糖酸奶1杯、苏打饼干25g	无糖酸奶1杯、苏打饼干25g	无糖酸奶1杯、苏打饼干25g

备注：1. 所有菜均不放糖，挂糊不用淀粉，用鸡蛋清。
2. 每日用盐量＜5g。
3. 以上重量均为生食净重。

（2）忌

a．忌食粥、甜点、巧克力、糕点、糖、蜂蜜等含糖量高、血糖生成指数高的食物。

b．慎食含高胆固醇、高饱和脂肪食物，如动物内脏、椰子油、棕榈油、奶油，以及牛、羊、猪油等。

c．忌食或慎食油炸、油煎、红烧等食物。

d．血糖控制不良时，不宜进食水果。

（四）脑卒中长者的营养照护

1．营养照护原则（表6-1-4）

（1）能量：超重者适当减少能量摄入。

（2）蛋白质：按1.5～2.0 g/kg供给，其中动物蛋白不低于20 g，豆类每天不少于30 g。

（3）脂肪：不超过总能量的30%，胆固醇应低于300 mg/d，超重者脂肪应占总能量的20%以下，胆固醇限制在200 mg以内。

（4）糖类：以谷类为主，要粗细搭配，保证食物多样性。

（5）微量营养素：限制食盐的摄入，每天控制在6 g以内，为了保证获得足够的维生素，每天应供给新鲜蔬菜、水果600 g以上。

（6）进餐制度：应定时定量、少量多餐，晚餐应清淡、易消化。

表6-1-4 低盐、低脂、高钙1周食谱举例

星期	早餐	加餐	午餐	加餐	晚餐
一	大米粥、煮鸡蛋、面包、拌包菜豆腐	水果	黄瓜虾仁、素炒空心菜、米饭/馒头	酸奶	鲫鱼炖豆腐、青椒炒肉末、粥、蒸紫薯
二	小米粥、馒头、拌菠菜、煮鸡蛋	苏打饼干	肉末黄瓜、醋烹绿豆芽、杂粮米饭/馒头	水果	鲜蘑木耳炖肉、蒜蓉苋菜、米饭/面条
三	牛奶、馒头、拌油菜、煮鸡蛋	坚果	鸡架炖土豆、素炒青笋、米饭/素包子	水果	红烧平鱼、包菜虾皮粉丝、二米粥、馒头
四	豆浆、面包、炝拌芹菜木耳、紫米粥	酸奶	海米冬瓜、山药炖鸭块、米饭/馒头	水果	番茄炒鸡蛋、蒜蓉油麦菜、米饭/馒头
五	百合红枣粥、煮鸡蛋、菜肉包、拌芝麻菠菜	牛奶冲坚果粉	肉末菜豆、素炒茼蒿、米饭/馒头	水果	清蒸鱼块、丝瓜炒青豆、米饭/面条
六	小米粥、煮鸡蛋、拌土豆丝、豆沙面包	酸奶	苦瓜炒鸡蛋、白菜炖土豆、米饭/馒头	烤馒头片	肉末豆腐、包菜粉丝、粥、煮玉米
日	牛奶、煮鸡蛋、花卷、拌包菜、大米粥	水果	海带冬瓜炖腔骨、素炒胡萝卜青椒、米饭/面条	牛奶冲坚果粉	清炖豆腐白菜、番茄虾仁、粥、馒头

2．食物宜忌

（1）宜

a．主食以粗粮杂豆饭、粥等为主。

b．多食用新鲜的蔬菜、水果，尤其是深色蔬菜、水果，以获取丰富的维生素及生物活性物质。

c．动物蛋白宜选择脂肪含量少而蛋白质含量高的鱼类、禽类、蛋清等。

（2）忌

a．应尽量少食饱和脂肪酸含量高的肥肉、动物油脂，以及动物的内脏，如肝、腰子、毛肚等。

b．限制食盐的摄入，每天控制在 6 g 以内，慎食一切高钠食物，如咸鸭蛋、榨菜、味精、酱油等。

c．忌寒凉食物。

（五）帕金森病长者的营养照护

1．营养照护原则（表6-1-5） 帕金森病早期咀嚼和吞咽功能正常患者的营养原则以保证适量能量供给为主，增加维生素及矿物质的摄入，补充充足的水分；随着病程的进展，应根据患者的吞咽情况调整膳食种类。

表6-1-5 帕金森病长者1周食谱举例

星期	早餐	午餐	晚餐
一	大米粥、金针菇末蒸鸡蛋、拌芹菜	二米饭、大拌菜、西葫芦炒肉丝	菜包子、萝卜紫菜肉丝汤、香菇油菜
二	煮玉米、煮鸡蛋、拌木耳西葫芦	米饭、魔芋烧鸭、清炒菜心	青菜肉丝面、拌青笋木耳
三	银耳水蒸蛋、小米粥、酸奶、拌海带丝	青菜鸡肉小馄饨、焯拌西兰花和花菜	小米红枣粥、青蒜炒肉丝、青椒炒鸡丁
四	酸奶、素菜包、拌菠菜	洋葱香菇牛肉末、青菜面片	青菜粥、包菜肉丝、蒸肉末鸡蛋
五	蒸蛋羹、大米牛奶粥、花卷、拌青笋胡萝卜	韭菜炒猪肝、米饭、蘑菇豆腐汤	肉馅饺子、西芹百合虾仁
六	酸奶、拍黄瓜、杂粮包	萝卜烧牛肉、洋葱炒鸡蛋、米饭	手撕包菜、豆包、冰糖银耳羹
日	馒头、豆腐脑、煮鸡蛋、凉拌西葫芦	青菜小丸子汤、米饭、芦笋鸡丁	清蒸鱼、青菜肉丝馄饨、酸奶、水果

2．食物宜忌

（1）宜

a．饮食清淡、可口。

b．每日饮水量充足。

c．膳食纤维量要充足，多吃水果、蔬菜、菌藻类、粗粮类等食物。

d．可适量饮用咖啡、茶等饮料。

e．早餐、中餐适当限制蛋白质，晚餐时补齐，全天蛋白质分配应遵循白天少、晚餐适当增多的原则。保证优质蛋白摄入量占80%以上，来源以牛奶及奶制品、豆类及豆制品、鱼类、禽类为主。

f．选择低脂、低胆固醇食物。

g．适当增加蔬菜、水果和蜂蜜摄入。每天约吃300 g蔬菜或瓜类、1～2只中等大小的水果。

（2）忌

a．禁烟、禁酒。

b．不可摄入过多含维生素B_6的食物，如薯类、荞麦、葵花子、香蕉、花生等。

c．避免摄入刺激性调味品和食物。

（六）骨质疏松长者的营养照护

1．营养照护原则（表6-1-6）

表6-1-6　高钙饮食1周食谱举例

星期	早餐	加餐	午餐	晚餐	加餐
一	牛奶、小笼包、虾皮拌小白菜	坚果、水果	萝卜海带炖排骨、番茄鸡蛋、小白菜丸子豆腐汤、二米饭	香酥鲫鱼豆干、茄子肉末、蒜茸茼蒿、杂面馒头	酸奶
二	豆腐脑、花卷、煮鸡蛋、煮花生米拌芹菜	水果	红烧鱼块豆干、虾皮炒菠菜、萝卜丝紫菜汤、杂面馒头	清炖鸡块香菇、素炒西葫芦、肉丝豆腐汤、米饭	酸奶
三	牛奶、馒头、拌包菜豆干	水果	猪蹄炖黑豆、拌三丝、紫菜虾皮小白菜汤、豆饭	干炸小黄鱼、木须肉、酸辣汤、玉米饼	酸奶
四	豆浆、虾皮菜肉包、煮鸡蛋、芝麻酱拌菠菜	坚果、水果	牛肉炖胡萝卜、肉片烧茄子、鸡架冬瓜汤、米饭	红烧鲤鱼豆腐、素炒油麦菜、萝卜丸子粉丝汤、杂面窝头	酸奶
五	牛奶、花卷、花生酱拌白菜心	水果	鸡块炖蘑菇、尖椒胡萝卜肉丝、小白菜丸子汤、米饭	土豆烧排骨、香菇油菜、肉末双色豆腐、八宝粥	酸奶
六	豆腐脑、玉米饼、煮鸡蛋、拌芝麻油菜	坚果、水果	红烧兔肉、鱼香包菜、番茄虾皮牛肉汤、米饭	酱爆鸡丁、木耳炒青椒胡萝卜、鸽蛋油菜汤、杂面窝头	酸奶
日	牛奶、麻酱卷、拌木耳黄瓜	水果	番茄虾、韭菜鸡蛋、鸡汤娃娃菜、米饭/馒头	雪里红炖豆腐、排骨炖藕块、素炒茼蒿、米饭/花卷	酸奶

（1）钙的摄入量应充足：充足的钙摄入能够有效地抑制骨钙的释放。成年人每天膳食的钙供给量为 800 mg，更年期后的妇女和老年人应保证每天钙摄入量在 1000 mg 以上。

（2）适宜的钙磷比值：选择低磷高钙膳食。

（3）保证足够的蛋白质摄入量：充足的蛋白质可增加钙的吸收与储存，利于防止和延缓骨质疏松。

（4）保证足够的维生素 D 和维生素 A：维生素 D 促进小肠黏膜细胞内钙结合蛋白的形成，作为钙的载体促进钙的吸收；维生素 A 参与骨有机质胶原和糖胺聚糖的合成，利于骨骼钙化。

（5）保证微量元素充足：补钙的同时补充微量元素锌和铜比单纯补钙的效果好。

（6）增加运动量：提倡适当的户外活动，运动可延缓机体骨骼的老化，增加活动量可促进骨骼对钙的吸收，接受日光的照射可增加体内活性维生素 D 的含量。

2．食物宜忌

（1）宜

a．宜食含钙丰富的食物，如牛奶及奶制品、水产类、豆类、坚果、绿叶菜等食物。

b．多选用富含维生素 D 的食物，如沙丁鱼、鲑鱼、青鱼、牛奶、鸡蛋等，也可添加鱼肝油等含维生素 D 的制剂。

c．新鲜的蔬菜、水果中含有丰富的维生素 C，可促进骨质形成，应适当多食。

d．瘦肉类、海产品、蛋类、大豆及坚果含有丰富的锌和铜，有助于钙的吸收，应适当多食。

（2）忌

a．忌用高磷酸盐添加剂、动物内脏等食物，因其中含磷量比钙高 20 ~ 50 倍。

b．忌含钙食物与含草酸、单宁、植酸的食物，如茶叶、菠菜等同食，含草酸、单宁、植酸高的蔬菜需要在沸水中焯一下。

c．过量补钙可引起结石、内脏钙化，甚至导致其他矿物质缺乏。

（七）高脂血症长者的营养照护

1．营养照护原则（表 6-1-7）

（1）控制总能量，超重或肥胖者将体重控制在正常范围。

（2）适当增加蛋白质摄入。

（3）减少饱和脂肪酸和胆固醇的摄入，血脂轻度升高者胆固醇摄入应 < 300 mg/d，血脂中度和重度升高者胆固醇摄入为 200 mg/d。

（4）选择能够降低低密度脂蛋白胆固醇（LDL-C）的食物，如植物甾醇、可溶性纤维。

（5）烹饪方式以蒸、煮、炖、烩、拌等为主，减少食用以炒、煎等方式烹饪的食物。

（6）多喝水，戒烟、限酒、限盐。

（7）注意膳食平衡及每餐膳食的比例，晚餐不宜过饱。

表6-1-7　低脂、低胆固醇1周食谱举例

星期	早餐	午餐	晚餐
一	小米粥、煮鸡蛋、馒头、拌海带丝、拍黄瓜	包菜肉末、丝瓜炒青豆、萝卜炖棒骨	黄瓜焖虾仁、清炒芥蓝、洋葱炒鸡蛋
二	二米粥、馒头、拌糖醋萝卜丝、煮鸡蛋、	苦瓜炒肉丝、鲫鱼萝卜丝汤、木耳西芹百合、水蒸蛋	花菜鸡片、番茄烧茄子、素焖豆角、当归山珍汤
三	大米粥、糖三角、拌茼蒿、煮鸡蛋	醋烹绿豆芽、海米冬瓜、青笋炒鸡蛋、香菇油菜	清炖草鱼、蒸南瓜、黄瓜鸡丸汤、蒜蓉生菜
四	蒸蛋羹、馒头、炝拌黑白木耳、紫米粥	清炒苦瓜、肉末茄子、面筋炒白菜、鲫鱼炖豆腐	鸽蛋白菜炖豆腐、包菜炒粉条、木耳油菜鸡蛋汤、土豆炖牛腩
五	百合红枣粥、煮鸡蛋、蛋糕、拌白菜心	冬瓜炖腔骨、青椒土豆丝、白菜鲜蘑肉末、番茄炒鸡蛋	海米炖豆腐、花菜炒牛肉末、双菇炒丝瓜、豆豉鲮鱼油麦菜
六	小米粥、煮鸡蛋、绿豆芽拌胡萝卜、豆沙包	山药炖鸭块、西葫芦炒肉末、海米冬瓜	清蒸鱼、蒜蓉生菜、扁豆焖排骨
日	牛奶、煮鸡蛋、馒头、拌菠菜、大米粥	清炒蒿子秆、肉末菜豆、红烧鱼块、葱烧豆腐	棒骨炖藕块、素烧冬瓜、菠菜炒鸡蛋

2．食物宜忌

（1）高甘油三酯血症和低密度脂蛋白血症

a．宜：①蛋白质可多选择豆类及豆制品、瘦肉、鱼虾类、去皮鸡鸭等；②选择除棕榈油、椰子油之外的植物油，用量一天不超过30 ml；③新鲜蔬菜、水果能量较低，可补充食物纤维、增加饱腹感，又可供给足够的矿物质及维生素，应多食；④主食多选择粗粮，能量低，延缓吸收。

b．忌：①不宜吃单糖含量高的食物，如蔗糖、果糖、水果糖、蜂蜜、含糖点心、罐头，以及超市膨化食品等；②烹调菜肴及牛奶、豆浆均不加糖；③动物肥肉、动物皮、椰子油、棕榈油、黄油等含饱和脂肪酸较高食物应禁食。

（2）高胆固醇血症

a．宜：①多食新鲜蔬菜及瓜果类食物，增加食物纤维摄入，以利胆固醇的排出；②多食洋葱、蒜、香菇、木耳、紫苜蓿、大豆及豆制品等能降低胆固醇的食物；③每周食3个鸡蛋。

b．忌：①慎食内脏、蛋黄、鱼籽、蟹黄等含有较高胆固醇的食物；②香肠、腌肉、腊肉、皮蛋、榨菜等含钠高的食物应禁食。

（3）混合型高脂血症

a．宜：①豆类及豆制品是补充蛋白质的较好选择，其次为蛋清、鱼虾类、去皮鸡鸭等食物；②多吃新鲜蔬菜、瓜果，增加食物纤维及多种维生素和矿物质摄入；③油类选择植物油，每天25 ml。

b．忌：①忌食蔗糖、果糖、甜点心及蜂蜜等单糖食物；②忌食饱和脂肪酸高的食物，如肥肉、奶油、肉汤等；③慎食能量高的食物，如坚果、芝麻酱、奶酪等；④禁食香肠、腌肉、腊肉、皮蛋、榨菜等含钠高的食物。

（八）肿瘤长者的营养照护

1．营养照护原则（表6-1-8）　化疗或放疗时，上消化道症状常较化疗或放疗前明显加重，常有厌油、恶心、呕吐、食欲缺乏等表现。故宜在进行化疗、放疗前先调整膳食营养，增加营养贮备，使营养状况达到较好的水平。为增加机体抵抗力，可适当补充要素膳食或给予大分子整蛋白营养制剂。应给予清淡、少油、容易消化吸收的厚流质、半流质食物以维持营养，使患者能耐受化疗、放疗。

表6-1-8　肿瘤长者1周食谱举例

星期	早餐	午餐	晚餐
一	陈皮瘦肉末粥、牛奶、煮鸡蛋、茯苓包子、拍黄瓜	焖草鱼块、鸡丝冬瓜汤、软米饭、油菜炖豆腐	黄芪炖鸭块、醋烹绿豆芽、木耳黄瓜炒鸡蛋、软米饭
二	豆浆、小笼包、蒸蛋羹、拌芹菜花生米	浇汁黑鱼、菜豆肉片、素炒菠菜、杂粮米饭	花菜烩牛肉丸子、软米饭、素炒小白菜、番茄木耳土豆汤
三	紫米粥、麻酱花卷、煮鸡蛋、拌包菜豆干	清炖枸杞红枣甲鱼、软米饭、海带烧黄豆芽、鸽蛋豆腐白菜汤	党参炖排骨、家常豆腐、软米饭、油菜蘑菇鸡蛋汤
四	西洋参红枣苡仁粥、牛奶、菜包子、煮鸡蛋、拌萝卜丝	黄瓜胡萝卜熘肝尖、软米饭、番茄鸡蛋、鲫鱼莼菜汤	香菇木耳肉片、软米饭、葱烧海参、虾皮番茄豆腐汤
五	豆浆、蒸蛋羹、杂粮菜肉包、拌白菜心	乌鸡炖香菇冬瓜、软米饭、丝瓜鸡蛋、蒜茸茼蒿	土豆烧排骨、素炒油菜软、米饭、白菜枸杞豆腐汤
六	红豆薏米粥、煮鸡蛋、玉米饼、拌虾皮油菜	茯苓清蒸鳜鱼、软米饭、酱爆鸡丁、花菜粉丝、番茄汤	枸杞山药炖鸭块、软米饭、木耳炒青椒胡萝卜、鸽蛋油菜汤
日	牛奶、蒸肉龙、煮鸡蛋、拌黑木耳	红烧兔肉、苦瓜肉片、丝瓜炒青豆、软米饭	辽参当归炖鹌鹑、软米饭、白菜猴头菇肉片、素炒青笋

2．食物宜忌

（1）宜

a．食物中应含适量的食物纤维，可预防下消化道肿瘤，如结肠肿瘤、直肠肿瘤等。

b．供给充足的维生素，每天须进食新鲜的蔬菜和水果。

c．矿物质和微量元素的摄入量应能满足机体的需要，并注意锌、铜比值和钙、磷比值。

d．多食有抗肿瘤作用食物，如新鲜蔬菜、水果、奶类、豆制品、蘑菇、银耳、黑木耳等。

e．化疗或放疗食欲缺乏者应坚持少吃多餐，必要时可选择肠内营养制剂。

f．多饮茶。

g．化疗时可口服生姜片缓解恶心。

（2）忌

a．禁烟、禁酒。

b．不宜进辛辣刺激食物。

c．不宜过多食用甜食。

d．少用香辛类食物，如香草、香叶、香椿、茴香等，羊肉、虾蟹不宜过量食用。

（九）认知障碍长者的营养照护

1．营养照护原则（表6-1-9） 根据长者的认知障碍程度，给予适宜的营养补充，以延缓认知障碍的病理过程，维持各器官、组织的功能。增加蛋白质供给，减少脂肪和糖类供给；增加维生素摄入，减少钠盐摄入，适当增加钙、铁、锌等供给量。

表6-1-9 健脑1周食谱举例

星期	早餐	加餐	午餐	加餐	晚餐
一	小米核桃粥、煮鸡蛋、芝麻花卷、拌海带丝	橘子	香菇炒芹菜、鱼炖豆腐、杂粮米饭	坚果、酸奶	番茄烩虾仁、炒青菜、多宝粥
二	香菇二米粥、肉龙、拌糖醋萝卜丝、煮鸡蛋	坚果酸奶	青豆炒肉末、西芹炒豆干、黑豆米饭	苹果	西蓝花鸡片、番茄炒鸡蛋、黑芝麻米饭
三	牛奶、肉末花卷、拌筒蒿、煮鸡蛋	苏打饼干、热牛奶	萝卜炖牛腩、海米冬瓜、黄豆面白面馒头	香蕉	红烧鱼块、坚果大拌菜、杂粮米饭
四	蒸蛋羹、小笼包、炝西葫芦木耳	牛奶冲坚果粉	金针菇鸡片、肉末茄子、米饭	猕猴桃	红烧带鱼、鸽蛋白菜炖豆腐、馒头
五	核桃红枣粥、煮鸡蛋、拌杏仁白菜心	草莓	黄豆炖猪蹄、青笋胡萝卜素丝、杂粮馒头	酸奶	海米炖豆腐、土豆烧牛肉、杂粮粥、馒头
六	花生红枣小米粥、煮鸡蛋、拌西葫芦	坚果	山药炖鸭块、蘑菇芹菜洋葱肉末、二米饭	水果、酸奶	清蒸鲈鱼、香菇海米油菜、粥、菜肉包
日	牛奶、煮鸡蛋、蒸红薯、拌芝麻菠菜	火龙果	肉末榛子菜豆、葱烧海参豆腐、米饭/馒头	酸奶	莲藕炖排骨、素番茄冬瓜、紫米花生粥、菜肉包

2. 食物宜忌

（1）宜

a. 适当补充卵磷脂，如海产品、坚果、蛋类制品等。

b. 多吃富含维生素 B_{12} 的食物，包括香菇、大豆、鸡蛋、牛奶、动物肾脏及各种发酵的豆制品。

c. 多食富含叶酸的食物，如绿叶蔬菜、柑橘、番茄、花菜、西瓜、菌类、牛肉、动物肝肾等。

d. 多摄入富含维生素 C 和维生素 E 的食物，如新鲜蔬菜和瓜果、坚果等。

e. 应选用易消化的蛋白质食物，并切细煮软。

f. 少量多餐。

（2）忌

a. 禁烟、禁酒。

b. 避免钠盐摄入过多。

c. 避免摄入过多动物油，如猪油、牛油、黄油等。

二、老年人常见症状的营养照护

（一）皮肤瘙痒长者的营养照护

1. 营养照护原则（表6-1-10） 许多中老年人经常出现皮肤瘙痒症状。现代医学研究发现，皮肤瘙痒症状不仅与天气寒冷、空气干燥等外在因素有关，体内营养缺乏也是一个至关重要的原因。体内缺乏维生素 A 容易引发皮肤瘙痒、脱皮、皮肤粗糙、皮肤干燥、夜盲症等。故有患皮肤瘙痒症状的老年人应多吃鱼肝油、动物油、动物肝脏、蛋黄、大枣等富含维生素 A 的食物，其中，鸡肝的维生素 A 含量最高。体内缺铁会导致皮肤瘙痒、苍白等，多见于 40～50 岁的妇女。应在日常膳食中适当多吃些含铁丰富的主食、副食，如小米、动物肝脏、鱼、肉、海带、虾皮、核桃等。

表6-1-10 护肤1周食谱举例

星期	早餐	加餐	午餐	晚餐	加餐
一	蔬菜肉末小馄饨、煮鸡蛋、烤馒头片、拌豆芽	水果	丝瓜炒青豆、萝卜炖小排骨、菠菜土豆汤、米饭	豆干拌芹菜、小白菜木耳汤、小米粥、烤面包	酸奶
二	二米粥、烤面包、蒸鸡蛋羹、拌糖醋萝卜丝	水果	板栗烧鸡块、番茄烩豆腐、杂粮米饭、馒头	青笋炒肉丝、萝卜紫菜汤、素菜小包子	酸奶
三	杂豆浆、烤芝麻红糖饼、拌茼蒿、煮鸡蛋	坚果	红烧鱼块、醋烹绿豆芽、面筋白菜汤、二米饭、馒头	鸡块炖土豆、蒜蓉生菜、小花卷	酸奶

续表

星期	早餐	加餐	午餐	晚餐	加餐
四	豆浆、素菜小包子、焪拌黑白木耳、红豆泥银耳羹	水果	山药炖小排骨、清炒油菜鲜蘑、杂面馒头	碎米鸡丁、白菜豆腐汤、生菜包饭	酸奶
五	胡萝卜拌青笋丁、芝麻葱花卷、红枣小米粥	水果、坚果	冬瓜炖鸡块、橄榄菜玉米炆豇豆、竹笋白灵菇汤、米饭	西兰花炒牛肉末、包菜粉条汤、干烤馒头片	酸奶
六	豆浆、煮鸡蛋、黄瓜拌红甜椒丝、菜肉小包子	水果、肉松	魔芋烧鸭块、素烧西葫芦、蒜香苋菜、二米饭、馒头	清蒸鱼、炒时蔬、青菜面片	酸奶
日	牛奶、煮鸡蛋、烤馒头片、拌芝麻菠菜豆干	水果、坚果	榄菜菜豆、金针菇烧豆腐、竹荪木耳汤、米饭、馒头	黄瓜丝拌梨丝白菜丝山楂糕丝（赛香瓜）、包菜番茄菌汤、素包子	水果

同时，在有皮肤瘙痒症状的人群中，约半数人体内缺锰。含锰较多的食物有粗粮、豆类、芝麻、菌类等。此外，在人体代谢中有 100 多种酶都含有锌，缺锌容易导致皮肤瘙痒、伤口不易愈合现象，所以补充锌元素能较好地维持皮肤健康状态。老年人可适当多吃一些海鲜、瘦肉、豆类等含锌丰富的食物。

2．食物宜忌

（1）宜

a．宜选择高维生素、高矿物质食物。

b．保持清淡、少油、少盐饮食。

c．多吃蔬菜、水果，尤其宜选择深绿色蔬菜。

d．多吃深海鱼、贝类食物。

e．多吃坚果、粗粮，以及豆类、菌类食物。

（2）忌

a．忌吃油腻、难消化食物。

b．忌吃油炸、熏制、烤制、生冷、刺激食物。

c．忌吃高盐、高脂肪食物。

d．忌吃大热的食物。

e．忌吃易引起过敏反应的食物。

（二）失眠长者的营养照护

1．营养照护原则

（1）氨基酸可以帮助人体平衡神经传递素，改善睡眠。

（2）色氨酸和维生素 B_6 可以帮助大脑制造 5-羟色胺，从而减少抑郁、烦闷的心情，缓解疲劳，有助于睡眠。

（3）B 族维生素和酶的辅助因子有助于滋养神经，对睡眠也很重要。

（4）ω-3 脂肪酸能够维持大脑稳态平衡，有助于治疗一些神经性疾病，如阿尔茨海默病、外伤性脑损伤和睡眠障碍等。酪蛋白肽不仅可以增强免疫力、调节内分泌功能，还可以调节大脑功能、改善失眠状态。

（5）钙是脑神经元代谢不可缺少的物质，充足的钙能有效抑制脑神经过度兴奋，防止脑神经因过度兴奋而出现的失眠、多梦状态。脑神经元中的钙含量每下降 1%，脑神经兴奋度就会上升 10%（表6-1-11）。

表6-1-11 助眠1周食谱举例

星期	早餐	午餐	晚餐
一	小米桂圆粥、煮鸡蛋、豆腐脑、拌花生西兰花	二米饭、牛肉胡萝卜、鸡汤芦笋	冬瓜肉末、百合莲子粥、蒸南瓜
二	牛奶、芝麻卷、芹菜拌花生、煮鸡蛋	煮玉米、青椒炒猪肝、拌金针菇	高汤鸽蛋青菜面条、腰果西芹
三	肉末水蒸蛋、红枣杏仁紫米粥、牛奶、拌海白菜	青菜鸡肉小馄饨、煮花生、猕猴桃	牛肉松水蒸蛋、大枣发糕、坚果拌油菜
四	酸奶、煮鸡蛋、核桃仁拌西葫芦、小笼包	牛肉豆花、杂粮米饭、包菜粉丝	青椒鸡丁、蒸南瓜牛奶羹、杂粮包
五	煮鸡蛋、芹菜拌豆干、酸奶、蘑菇青菜包	鸡汤虾泥青菜馄饨、猕猴桃	百合红枣粥、小米发糕、蛤蜊炖豆腐青菜
六	豆腐脑、蒸南瓜、莲子芝麻饼、拌花生菠菜	土豆小米饭、排骨炖海带、番茄鸡蛋汤	红烧鱼、百合银耳莲子羹、菜肉包
日	酸奶、鸡蛋、花生芝麻糖饼、醋拌黄瓜	荞麦鸡蛋青菜面条、葱烧海参、火龙果	冬瓜排骨豆腐、小米杏仁粥、酸枣仁茶

2．食物宜忌

（1）宜

a．五汤：酸枣仁汤、三味安眠汤、桂圆莲子汤、静心汤、安神汤。

知识链接

五汤的做法与作用

※ 酸枣仁汤

做法：取酸枣仁 9 g 捣碎，用水煎服，最好是每晚睡前 1 小时服用。

作用：酸枣仁能抑制中枢神经系统，有较恒定的镇静作用。对于由血虚引起的心烦不眠或心悸有良好效果。

※ 三味安眠汤

做法：酸枣仁 9 g，麦冬、远志各 3 g，以水 500 ml 煎至 50 ml，于睡前服用。

作用：以上 3 种药材均有宁心、安神、镇静的作用，混合制汤有催眠效果。

※ 桂圆莲子汤

做法：先将莲子去芯洗净，与桂圆、冰糖一起煮成汤即可。

作用：具有宁心、安神、健脾、补肾的功效，最适于中老年长期失眠者服用。

※ 静心汤

做法：龙眼肉、川丹参各 9 g，以 2 碗水煎至 200 ~ 300 ml，睡前 30 分钟服用。

作用：可达到镇静的效果，对心血虚衰的失眠者功效较佳。

※ 安神汤

做法：将生百合 15 g 蒸熟，加入 1 个蛋黄，以 200 ml 水搅匀，加入少许冰糖，煮沸后再以 50 ml 的凉开水搅匀，于睡前 1 小时服用。

作用：镇静、安眠，能缓解神经紧张。

b. 富含钙元素的蔬菜：羽衣甘蓝、西芹、蒲公英嫩叶、豆瓣菜、甜菜叶、西兰花、菠菜、长叶生菜、菜豆、芹菜和胡萝卜。

c. 补充 B 族维生素食物。

d. 主食及豆类：小麦、小米、玉米、大米、面粉、红薯、胚芽、糙米、燕麦、大豆及豆制品。

e. 水果：酸枣仁、桂圆、大枣、甘蔗、猕猴桃、柑橘类等富含维生素 C 的新鲜水果。

f. 蔬菜：草菇、蘑菇、冬菇等，藕、百合、萝卜、结球甘蓝、菠菜、大白菜等。

g. 肉蛋奶：瘦猪肉、羊肉、牛肉、鸡肉、鸭肉、鱼肉、蛋、海参、鹌鹑蛋、牡蛎，以及动物的脑、肝脏、心脏、肾脏、血，对缓解神经衰弱、失眠有益。

h. 其他：花生、核桃、莲子心、芝麻等坚果，红糖、蜂蜜。

（2）忌

a. 不能进食过饱，尤其晚餐勿多食。

b. 不宜饮浓茶、咖啡、白酒等刺激性饮品。

c. 忌食油腻、生冷食物。

d. 失眠者多身体虚弱而脾胃功能差，不宜服用过于滋腻或温热的补品，如熟地、鹿茸等。

e. 忌食葱、姜、辣椒等辛辣刺激的食物，以及动物脂肪、肥肉等滋腻品。

f. 酸橙等水果中单宁较多，妨碍铁的吸收且刺激神经，不宜多吃。

（三）痛风与高尿酸长者的营养照护

1. 营养照护原则（表 6-1-12）

（1）限制嘌呤：长者应长期控制摄入含嘌呤高的食物。急性期应选用低嘌呤膳食，慢性痛风者可适当放宽嘌呤摄入的限制。

表6-1-12　低嘌呤1周食谱举例

星期	早餐	午餐	晚餐
一	拌包菜丝、菜包子、煮鸡蛋、牛奶	酸菜肉末粉丝、素烧娃娃菜、杂粮饭	素炒白菜青椒、西葫芦炒鸡蛋、米饭
二	拌糖醋萝卜丝、蒸红薯、紫米粥、煮鸡蛋	肉片茄子、素炒包菜丝、杂粮饭	冬笋炒木耳、青椒土豆丝、馒头
三	拌西葫芦、牛奶、花卷、煮鸡蛋	白菜肉丝、蒜蓉豇豆、杂粮馒头	青笋炒鸡蛋、素炒蔬菜、芹菜肉饺子
四	炝拌黑白木耳、小米粥、煮鸡蛋、杂粮包	番茄烩茄条、醋烹绿豆芽、米饭	茄子肉末、蒜蓉油麦菜、煮玉米
五	拌白菜心、牛奶、煮鸡蛋、素菜包	韭菜炒鸡蛋、冬瓜肉末、二米饭	素烧丝瓜、醋溜白菜、紫米饭
六	土豆丝拌胡萝卜丝、大米玉米粥、煮鸡蛋、蒸南瓜	木耳盖菜、黄瓜鸡丁、米饭	山药肉片、素炒蒿子秆、杂粮粥
日	拌三丝、煮鸡蛋、牛奶、花卷	土豆烧鸡块、包菜炒粉丝、米饭	番茄炒鸡蛋、清炒芥蓝、瘦肉菜包

（2）限制能量：以降低体重、限制能量为原则，体重最好能低于理想体重的15%。切忌减重过快，应循序渐进。减重过快促进脂肪分解，易诱发痛风急性发作。

（3）适量蛋白质：适当限制蛋白质供给，体重标准时蛋白质可按 0.8 ~ 1.0 g 供给，全天在 40 ~ 65 g，肉类每天摄入 100 g 以内。

（4）脂肪尤其是饱和脂肪酸可抑制尿酸正常排泄，应适当限制，控制在 50 g/d 左右。

（5）足量维生素和矿物质：充足供给 B 族维生素、维生素 C。蔬菜以 1000 g/d 为标准，水果 4 ~ 5 个。

（6）供给大量水分：多饮水，多选用含水分多的水果和食物，液体量维持在 2000 ml/d 以上，最好能达到 3000 ml，以保证尿量，促进尿酸的排出。

2．食物宜忌

（1）宜

a．牛奶、鸡蛋无细胞结构，不含核蛋白，是高蛋白食物的较好选择。

b．蔬菜、水果含有丰富的维生素 C，且为碱性食物，利于尿酸排出；但芦笋、蘑菇、花菜等要少吃。

c．主食宜多选择粗粮，与细粮相比，粗粮不仅富含膳食纤维、B 族维生素，而且能量低、饱腹感强，有利于控制体重。

（2）忌

a．禁食或慎食高嘌呤食物，如动物内脏、沙丁鱼、凤尾鱼、鲭鱼、小虾、扁豆、黄豆、浓肉汤及菌藻类等。

b．禁用刺激性食物、强烈香料及调味品，如酒、辣椒、辛辣调味品。

c．少食或不食单糖类食物，如蔗糖、蜜饯、点心、巧克力等。

d．食盐及含钠高的腌菜、酱油等应慎用。

e．禁食高饱和脂肪酸类食物，如动物油、椰子油、棕榈油、奶油等。

（四）腹泻长者的营养照护

1．营养照护原则（表6-1-13）

表6-1-13　腹泻长者1周食谱举例

星期	早餐	午餐	晚餐
一	大米粥、肉末水蒸蛋、豆腐脑	二米粥、牛肉豆花、煮苹果水	猪肉冬瓜饺子、焦米粥、蒸胡萝卜
二	焦米粥、豆腐脑	藕粉、肉末粥	高汤鸽蛋烂面条、小米粥
三	肉末水蒸蛋、小米粥、牛奶	水蒸蛋、鸡肉小馄饨	牛肉松水蒸蛋、小米粥
四	焦米胡萝卜粥、豆腐脑	牛肉豆花、烂面片蛋花汤	火腿末水蒸蛋、南瓜粥
五	肉末水蒸蛋、大米苹果粥	冲藕粉、鸡汤虾泥小馄饨	碎番茄烂面条、黑芝麻糊、蒸胡萝卜、焦米粥
六	豆腐脑、南瓜小米粥	土豆小米粥、杏仁粉	鱼肉烂面条、冰糖银耳羹
日	肉末水蒸蛋、玉米粥、豆腐脑	豆腐小丸子汤、皮蛋瘦肉粥	冬瓜排骨小米粥、蛋花面片

（1）高蛋白、高能量饮食：慢性腹泻病程长、常反复发作，影响食物的消化、吸收，并造成体内贮存能量的消耗。为改善营养状况，应给予高蛋白、高能量膳食。能量供给应逐渐加量，若开始时就给予大量高能量、高蛋白食物，或者能量摄入增加过快，营养素不能完全吸收，反而可能加重胃肠道负担。

（2）低脂：每天脂肪摄入不宜过多，否则不易消化，且加重胃肠道负担，刺激胃肠蠕动加重腹泻，故植物油也应限制，控制在每日 20 ～ 25 ml。

（3）少渣膳食：粗纤维食物能刺激肠蠕动、加重腹泻，而少渣膳食可减少肠蠕动、减轻腹泻，当腹泻次数多时最好暂时不吃或尽量少吃蔬菜和水果。

（4）注意烹调方法：以蒸、煮、氽、烩、烧等为主，禁用油煎、炸、爆炒、滑溜等方法。

2．食物宜忌

（1）宜

a．宜进食细挂面、粥、烂饭等。

b．蛋白质可多选用瘦肉、鸡、虾、鱼、豆制品等富含优质蛋白质的食物。

c．有些食物具有很好的止泻功能，如蒸山药、蒸苹果、胡萝卜水等。

（2）忌

a．禁食粗粮、生冷瓜果、凉拌菜等。

b．禁食富含粗纤维的韭菜、芹菜、榨菜等。

c．禁食坚硬不易消化的肉类，如火腿、香肠、腌肉等。

d．刺激性食物，如辣椒、烈酒、芥末、辣椒粉，以及肥肉、油酥点心等高脂肪食物慎食。

（五）便秘长者的营养照护

1．痉挛型便秘

（1）营养照护原则

a．低渣膳食：先低渣、半流质饮食，后改为食用低渣软食。

b．适当增加脂肪摄入：脂肪润肠，脂肪酸能促进肠蠕动，利于排便，但不宜过多食用。

c．多饮水：保持肠内粪便中的水分，以利通便，如早晨空腹饮蜂蜜水等。

d．进食洋粉制品：洋粉在肠内吸收水分，使粪便软滑，利于排出粪便。

（2）食物禁忌

a．初期禁食蔬菜及水果，不可进食过多粗粮。

b．禁止食用浓茶、咖啡、辣椒、咖喱等刺激性食物及调味品。

c．戒烟、戒酒。

2．梗阻型便秘　若为器质性病变引起的便秘，应首先治疗疾病、去除病因，如治疗直肠癌、结肠癌等。若为不完全型梗阻，可考虑给予清淡、流质饮食。

3．无力型便秘

（1）营养照护原则（表6-1-14）

表6-1-14　通便1周食谱举例

星期	早餐	午餐	晚餐
一	杂粮杂豆粥、金针菇末蒸鸡蛋、芹菜拌豆干	二米饭、大拌菜、洋葱炒肉丝	菜包子、萝卜紫菜汤、木耳肉丝
二	煮玉米、豆腐脑、煮鸡蛋、拌木耳西葫芦	杂粮米饭、魔芋烧鸭、清炒菜心	青菜肉丝魔芋面、拌木耳银耳
三	银耳水蒸蛋、小米红豆粥、酸奶、拌海带丝	青菜鸡肉小馄饨、焯拌巴达木西兰花	杂粮粥、青蒜炒肉丝、洋葱炒番茄
四	豆腐脑、酸奶、素菜包、芝麻拌菠菜	洋葱香菇牛肉末、青菜豆腐面片	青菜杂豆粥、焯拌黄豆芽肉丝、蒸香蕉
五	蒸蛋羹、燕麦牛奶粥、麻酱花卷、拌青笋花生米	韭菜炒猪肝、糙米饭、蘑菇青菜汤	杂粮饺子、拍黄瓜、腰果西芹虾仁

续表

星期	早餐	午餐	晚餐
六	豆腐脑、酸奶、拌番茄、杂粮包	萝卜烧牛肉、洋葱炒鸡蛋、米饭	手撕包菜、豆包、冰糖银耳羹
日	蒸红薯、豆腐脑、煮鸡蛋、凉拌三丝	豆腐青菜小丸子汤、杂粮包、焯拌秋葵	芦笋虾仁、蛋花青菜面片、火龙果

a. 高纤维膳食：包括可溶性纤维和不溶性纤维，以刺激肠道，促进胃肠蠕动，增强排便能力。严重者还可选用多纤维素制剂。

b. 多饮水：使肠内保持充足水分，利于粪便排出。

c. 供给 B 族维生素：多食用富含 B 族维生素的食物，可促进消化液分泌，维持和促进肠蠕动，有利于排便。

d. 多食产气食物：多选择易于产气的食物，以促进肠蠕动、促进排便。

e. 高脂肪膳食：适当增加高脂肪食物的摄入，植物油能直接润肠，且分解出的脂肪酸有刺激肠蠕动的作用。

（2）食物宜忌

a. 宜：①花生、芝麻、核桃，以及花生油、芝麻油、豆油等高脂肪食物可适当多食；②主食宜选择糙米、燕麦、玉米等高膳食纤维食物；③豆类及豆制品、蔬菜、水果等富含 B 族维生素和膳食纤维的食物能促进消化液分泌、肠道蠕动，应多食；④酸奶含有丰富的益生菌，每天饮用有利于保持肠道菌群平衡，促进排便；⑤洋葱、萝卜、蒜苗等产气食物有利于排便；⑥供给润肠通便食物，如洋粉及其制品、香蕉、银耳、蜂蜜等；⑦每天清晨空腹饮 1 杯淡盐水、白开水或蜂蜜水可较好地预防便秘。

b. 忌：①禁烟、禁酒，忌不利于排便的辛辣食物等；②禁食温热的食物，如羊肉、牛肉、姜、茴香、荔枝、桂圆等；③禁饮浓茶、咖啡等；④忌过食富含蛋白质和钙的食物，如瘦肉、鱼虾、蛋黄、咸蛋、虾皮等。

 思考题

1. 糖尿病人应如何缓解低血糖？

2. 骨质疏松人群适宜选择什么食物？

案例导入答题要点

1. 高血压长者的营养照护原则有哪些？

答：限制总能量；适量蛋白质；限制脂类；多选用复合糖类；注意矿物质和微量元素摄入；补充维生素C；培养良好的膳食习惯。

2. 便秘的长者适合食用哪些食物？禁止食用哪些食物？

答：

（1）宜：花生、芝麻、核桃，以及花生油、芝麻油、豆油等高脂肪食物可适当多食；主食宜选择糙米、燕麦、玉米等高膳食纤维食物；豆类及豆制品、蔬菜、水果等富含B族维生素和膳食纤维的食物能促进消化液分泌、肠道蠕动，应多食；酸奶含有丰富的益生菌，每天饮用有利于保持肠道菌群平衡，促进排便；洋葱、萝卜、蒜苗等产气食物有利于排便；供给润肠通便食物，如洋粉及其制品、香蕉、银耳、蜂蜜等；每天清晨空腹饮1杯淡盐水、白开水或蜂蜜水，可较好地预防便秘。

（2）忌：禁烟、禁酒，忌不利于排便的辛辣食物；禁食温热的食物，如羊肉、牛肉、姜、茴香、荔枝、桂圆等；禁饮浓茶、咖啡等；忌过食富含蛋白质和钙的食物，如瘦肉、鱼虾、蛋黄、咸蛋、虾皮等。

3. 针对赵奶奶的便秘情况，请为其制订简单的1周食谱搭配。

答：详见表6-1-14。

（左小霞）

第二节　排泄照护

排泄是指机体新陈代谢所产生的废物排出体外的生理过程，是人体的基本生理需要之一，是维持生命活动的必要条件。机体经泌尿系统和消化系统将废物排出，而泌尿系统和消化系统排出废物的形式是尿液和粪便。泌尿系统和消化系统出现肿瘤会导致排尿和排便功能障碍。因此，本章主要讨论泌尿系统和消化系统由肿瘤导致的排尿、排便功能改变后的膀胱造瘘、肠造口的护理。

学习目标

1. 能够理解膀胱造瘘术、肠造口的概念。
2. 能够掌握膀胱造瘘管的照护内容。
3. 能够掌握肠造口护理用品。
4. 能够掌握肠造口用品的更换流程——ARC 原则。
5. 能够熟悉肠造口的常见并发症。

案例导入

付爷爷今年67岁，确诊为直肠癌已1年，经肠造口术和内科药物保守治疗后，症状明显改善。今年春节后，付爷爷又被确诊为膀胱癌，进行了膀胱造瘘术。同时，在身体抵抗力下降时造口又发痒、出现渗漏。付爷爷心情异常沮丧……

请思考：

1. 付爷爷面临的困难是什么？
2. 依据付爷爷目前的情况，应给予何种指导与帮助？

一、膀胱造瘘的照护

（一）认识膀胱造瘘术

膀胱造瘘术是因尿道梗阻，在耻骨上膀胱处切开造瘘口，将尿液引流到体外的手术，可以暂时性或永久性解决长者的排尿困难。接受膀胱造瘘术的患者多是年老体弱，以及重要脏器有严重疾病身体不能耐受、神经源性膀胱功能障碍及尿道功能障碍者。

（二）膀胱造瘘管的照护

1．膀胱造瘘管和引流袋的更换　术后初期，膀胱造瘘管每3周更换1次，长期留置膀胱造瘘管者每4～6周更换1次，如有阻塞随时更换。引流袋每周更换1次，更换时先清洁双手，用聚维酮碘棉签消毒膀胱造瘘管口。

2．膀胱造瘘管的消毒　膀胱造瘘术后初期，每日用聚维酮碘棉签消毒膀胱造瘘口周围皮肤（以膀胱造瘘口为中心，自内向外划15 cm的圆）、消毒膀胱造瘘管（自膀胱造瘘口向外10 cm），清除分泌物，覆盖无菌敷料。膀胱造瘘口形成后，每日用温水清洁，保持皮肤清洁、干燥即可。

3．膀胱造瘘管的固定　与膀胱造瘘管连接的引流袋不能有张力，避免术后长者在活动过程中拉扯膀胱造瘘管而使管道脱出。长者的引流袋在睡觉时可固定在床边，走路时可固定在衣服上。

4．膀胱造瘘管不宜持续放尿　持续放尿可使膀胱逼尿肌出现失用性萎缩，最终引起膀胱疼挛，一般2～3小时放尿一次，以维持膀胱的自律功能。须特别注意，不建议夜间夹闭膀胱造瘘管，防止长者憋尿影响睡眠质量。

5．沐浴　以淋浴为主，盆浴时要用密封胶带保护好膀胱造瘘口，沐浴后应擦干净膀胱造瘘口并用聚维酮碘棉签消毒，保持清洁与干燥。

6．饮食　鼓励清淡、粗纤维、易消化饮食，防止便秘，避免因腹压过高引起伤口渗血和管道脱出。多吃富含蛋白质与维生素的食物，有利于提高机体抵抗力，营养神经，同时少食动物内脏等高嘌呤食物，避免形成结石堵塞膀胱造瘘管。每日饮水量2500 ml左右，睡前、夜间要适量饮水，使饮水量分配均匀，起到稀释尿液、冲洗尿路的作用。

二、肠造口的照护

（一）认识肠造口术

1．肠造口的定义　造口（stoma）一词源于希腊语，释义为口或孔。患者由于疾病而不能通过原来的肛门排便，需要通过手术将肠的末端缝于腹壁形成一个开口，用来排泄粪便，这就是肠造口。肠造口位于大肠或小肠，有结肠造口和回肠造口2大类。

结肠造口一般位于左下腹，排泄物多为正常条形便；回肠造口一般位于右下腹，排泄物多为稀便且量大（图6-2-1）。

2．行结肠造口术的常见原因

（1）结肠癌：恶性肿瘤的位置接近肛门括约肌，肿瘤扩散无法切除时，行结肠造口术以缓解症状。因结肠癌而进行的造口术可以是永久性的，也可能是临时性的，这取决于肿瘤的位置、是否转移，以及肠道是否足以进行吻合术。

（2）结肠外伤：如公共交通事故、刺伤、枪击伤、累及整个腹部范围的外伤性事故。在严重创伤伴有肠穿孔和腹腔感染的情况下，可采取结肠造口术来挽救生命。

（3）憩室炎：是一种大肠疾病，感染后出现严重腹泻、恶心、呕吐、发热及排便异常。憩室破裂后会导致积脓、肠瘘形成。

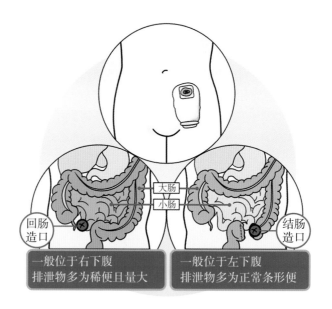

图6-2-1 肠造口

3. 行回肠造口术的常见原因

（1）家族性肠息肉病：是5号染色体突变导致的遗传性疾病，一般在青少年时期可确诊，镜下可见肠道中有数百至数千个息肉，须及时处理，防止发生恶性病变。

（2）炎性肠病。

（3）回肠外伤。

4. 肠造口的特点 肠造口颜色为红色、湿润。肠造口没有神经，对疼痛没有感觉，任何原因导致的肠造口受伤都不会使长者感受到疼痛。肠造口没有括约肌，排便不受控制，肠液内含有丰富的消化酶，对皮肤的侵蚀性强，若照护不当使肠液流出会出现严重并发症，影响长者生活质量。

（二）认识肠造口护理用品

1. 肠造口底盘、肠造口袋见图6-2-2、图6-2-3。

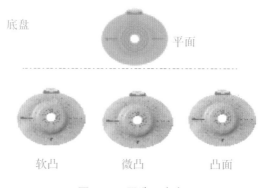

图6-2-2 肠造口底盘

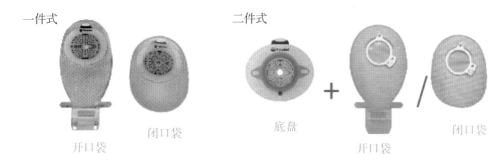

图6-2-3　一件式与二件式肠造口袋

2．附件用品

（1）保护皮肤用药：造口粉、造口皮肤保护剂／膜、粘胶去除剂等。

（2）预防渗漏用药：防漏膏／防漏条／防漏环等。

（三）肠造口用品的更换流程——ARC原则

肠造口排泄物的渗漏是引发皮肤问题的一个主要原因，一旦出现皮肤问题，势必影响长者的生活质量并在无形中增加治疗费用。照护师需要掌握正确的肠造口用品更换流程，即ARC原则。ARC是由3个英文单词的首字母组成的缩写，A为"apply"佩戴，R为"remove"揭除，C为"check"检查。

1．"apply"佩戴（图6-2-4）

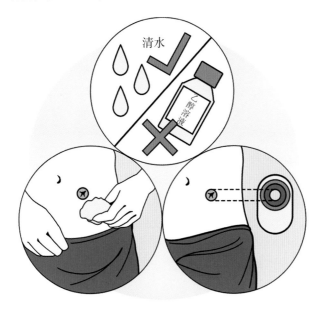

图6-2-4　"apply"佩戴

（1）保持皮肤清洁、干燥。

（2）保证底盘粘贴前皮肤的清洁和干燥。

（3）用清水而避免使用含有乙醇的用品清洁皮肤和肠造口。

（4）正确修剪肠造口底盘中心孔径，应保持其与肠造口的尺寸和形状相匹配，原则上底盘中心孔径应比肠造口直径大 1 ～ 2 mm。

（5）肠造口的大小和形状随着时间的推移会发生变化，照护师要及时调整底盘、修剪尺寸。

（6）照护师要定期检查长者的肠造口大小与底盘中心孔径是否相匹配，特别是有造口疝的长者。

（7）常规需要使用的肠造口附件用品包括造口粉、造口皮肤保护剂／膜、防漏膏等，用以预防造口皮肤问题。

2．"remove"揭除（图 6-2-5）

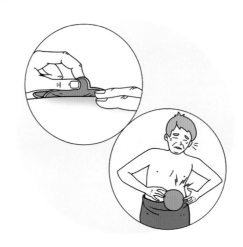

图6-2-5　"remove"揭除

（1）规律地更换肠造口袋、轻柔地揭除底盘可以最大程度减少对造口及周围皮肤的损伤。

（2）当长者感觉到底盘下的皮肤发痒或伴有烧灼等不适感时，建议照护师及时给予肠造口用品更换。理论上，在浸渍出现前和渗漏发生前便应进行更换。

（3）粗暴揭除底盘黏胶有可能会导致皮肤发生机械性损伤。

3．"check"检查（图 6-2-6）　包括检查肠造口底盘粘胶和肠造口周围皮肤状况。

（1）明确健康的肠造口周围皮肤：①无论何种肤色，肠造口周围的皮肤与对侧腹部的皮肤颜色应一致；②肠造口周围皮肤没有明显的颜色改变或表皮损伤。

（2）检查的内容：①检查底盘的粘胶是否被腐蚀，有无排泄物的残留；②检查肠造口周围皮肤有无发红或破损。

（3）底盘的评估内容：①评估底盘是否有排泄物残留和（或）渗漏；②评估底盘粘胶颜色是否发生改变；③评估粘胶是否被溶解。

（4）肠造口周围皮肤的评估内容：①皮肤颜色是否发生改变；②皮肤上是否有排泄物渗漏的痕迹；③皮肤上是否有粘胶的残留。

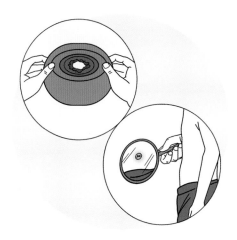

图6-2-6　"check" 检查

（四）并发症的预防

1. 刺激性皮炎　肠造口周围发生的皮炎主要以粪便渗漏引起的刺激性皮炎居多，又称为粪水性皮炎。经常受粪便刺激会引起肠造口周围皮肤的糜烂（图 6-2-7）。

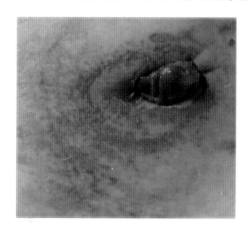

图6-2-7　刺激性皮炎

（1）刺激性皮炎的临床表现

a. 肠造口周围皮肤上可见排泄物，清洗后局部皮肤发红。

b. 肠造口周围皮肤被浸渍，出现颜色的改变，表皮破溃。

c. 皮肤破损从肠造口组织的基底部开始蔓延，形状不规则，范围不等。

d. 长者诉肠造口底盘下皮肤疼痛、发痒。

e. 肠造口底盘下出现渗漏现象。

（2）预防措施

a. 揭除底盘时，仔细检查底盘和底盘下皮肤是否被排泄物污染或底盘粘胶是否已被浸渍，若被污染或浸渍，则须缩短肠造口用品的更换时间。

b．局部皮肤涂洒造口粉，喷洒造口皮肤保护膜，待干后，可重复2～3次涂粉和喷膜，以达到对皮肤的保护效果。涂抹防漏膏后粘贴肠造口袋。

c．皮肤破损面积较大时，可以使用水胶体敷料粘贴。在水胶体敷料与肠造口衔接处周围涂防漏膏，以隔离排泄物。

d．造口底盘中心孔径大小修剪适宜，修剪过大时可常规使用防漏膏，避免外露皮肤受粪便刺激。

e．对于肠造口平坦或周围皮肤不平的长者，粘贴肠造口底盘后应保持卧位15～20 min，并告知长者自己用手按压在底盘处，使其在体温的作用下与皮肤粘贴得更牢固。必要时，照护师可采用物理方法，如使用电吹风机稍加热从而增加底盘的黏性。

2．机械性损伤 更换肠造口底盘时，若粘胶从皮肤上暴力撕脱或用力过大或力量不均匀，且更换次数过于频繁，可导致皮肤表皮撕脱，从而造成皮肤机械性损伤，又称撕脱性皮炎（图6-2-8）。

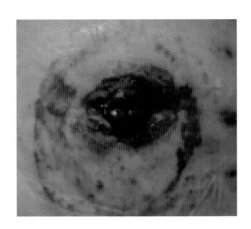

图6-2-8 机械性损伤

（1）机械性损伤的临床表现

a．皮肤发红。

b．表皮撕脱、脱落、糜烂，甚至溃疡。

c．皮肤疼痛。

（2）预防措施

a．重新评估长者或照护师更换肠造口底盘的技巧。

b．揭除底盘和清洗肠造口周围皮肤的动作要轻柔。

c．若每日更换肠造口底盘的频率高，建议使用黏性较弱的底盘。

3．肠造口回缩 指肠袢被拉回腹腔，肠造口内陷低于皮肤表层。肠造口回缩后容易引起渗漏，导致肠造口周围皮肤损伤，甚至出现局部或全身感染（图6-2-9）。后期因周围皮肤或肉芽组织增生，可出现肠造口狭窄、梗阻。因此，出现肠造口回缩时，需要寻求专业医护人员的指导和帮助。

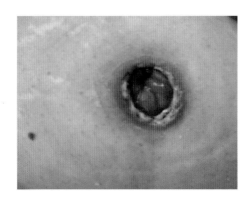

图6-2-9　肠造口回缩

4. 肠造口脱垂　指肠祥由肠造口内向外翻出，长度可达数厘米至20厘米不等（图6-2-10）。轻者黏膜水肿、环形脱出，重者出现肠扭转、肠套叠，甚至缺血性坏死。一旦发生肠造口脱垂，请及时寻求专业医护人员的帮助。

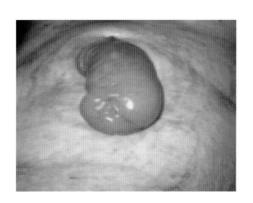

图6-2-10　肠造口脱垂

5. 肠造口旁疝　各种原因使小肠或结肠从肠造口侧方脱出（图6-2-11）。轻者感局部不适，影响腹部外观和肠造口底盘的粘贴；重者可诱发肠梗阻、肠穿孔而危及生命。一旦发生肠造口旁疝，请及时寻求专业医护人员的帮助。

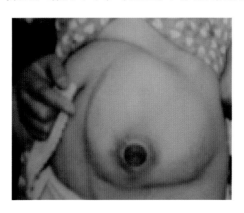

图6-2-11　肠造口旁疝

（五）日常照护的注意事项

1. 衣着 衣服以舒适、柔软、宽松为主，腰带松紧适宜、避免压迫肠造口。

2. 饮食 保持良好的饮食平衡，细嚼慢咽。应当限制每次增加一种新菜色，一次不可进食太多，逐步增加食量。

（1）避免进食易产气的食物：豆类、洋葱、卷心菜、碳酸饮料等。

（2）避免进食易产生臭味的食物：洋葱、大蒜、豆类、结球甘蓝、鸡蛋、鱼和油炸食物等。

（3）避免加剧腹泻的食物：葡萄、奇异果、咖啡、可乐、茶、豆类等。

（4）减少食用有气味的食物：番茄汁、香菜、酸奶、乳酪等。

（5）多食促进粪便成形的食物：面包、马铃薯、米饭、面食等淀粉类食物。

（6）注意饮食卫生，避免食入生冷物。

（7）定点进食，控制油腻食物的摄入。

（8）进食时应细嚼慢咽，摄入足够液体。

（9）便秘通常由运动量不足、饮食结构不合理、水分摄入不足等原因引起。建议每天饮水 6 ~ 8 杯，适度运动，或者寻求专业人士的帮助，勿自行服用药物。

3. 沐浴 正常暴露在空气和水中不会伤害肠造口，水不会进入肠造口。应避免用强水流冲击肠造口，沐浴时可以佩戴或不佩戴肠造口袋；如果长者佩戴肠造口袋进行沐浴，照护师须在沐浴结束后给予更换；淋浴时，最好用防水塑料薄膜覆盖在肠造口处，避免影响底盘的使用时间，或者选择在更换底盘时进行淋浴。

4. 活动 为了保持正常的生理功能，要保持适度的运动。术后 3 个月逐步恢复到原来的运动量，运动过程中避免被撞击、肠造口受压（图 6-2-12）及引起腹压增高（图 6-2-13）的动作，如提重物、剧烈咳嗽等。

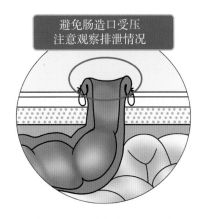

图6-2-12 避免肠造口受压

5. 定期复查 肠造口及周围皮肤的健康是生活质量的保障，定期到肠造口门诊进行复查是十分重要的。出现以下情况时，需要与专业人士进行沟通、寻求指导。

（1）出现腹部绞痛，持续 2 小时及以上。

（2）有持续性恶心或呕吐。

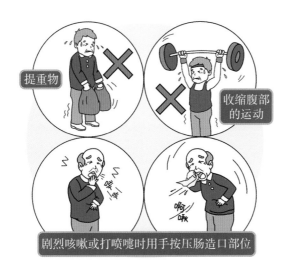

图6-2-13 避免引起腹压增高的动作

（3）肠造口处出现异常气味，持续 1 周及以上。

（4）肠造口的大小和颜色发生异常改变。

（5）肠造口处出现大量血液或持续出血，或者发现肠造口袋内有血性排泄物。

（6）肠造口不明原因出现渗漏。

思考题

1. 膀胱造瘘管应如何照护？

2. 应该使用何种清洗液清洁肠造口皮肤？

3. 肠造口常见的并发症有哪些？

4. 肠造口术后照护的 ARC 原则是什么？

案例导入答题要点

1. 付爷爷面临的困难是什么？

答：付爷爷的肠造口出现的并发症未进行处理。

2. 依据付爷爷目前的情况，应给予何种指导与帮助？

答：照护师首先需要重新评估肠造口皮肤的变化，从而判断是否发生了刺激性皮炎。给予相应的处理，同时需要为长者普及相关知识。

（任 莉）

第七章　至亲至爱　在您身边——陪同照护

第一节　安宁疗护概述

随着我国人口老龄化的加剧，在健康中国战略背景下，如何为全国的老年人提供全方位、全周期的健康服务已成为全社会的重要议题。安宁疗护主要是为疾病无法治愈、处于临终阶段的老年人提供姑息护理，减轻疼痛并缓解症状，以提高老年人的生活质量，使其有尊严、安详、温暖地度过生命的最后时光。老年人安宁疗护关乎我国人口老龄化问题，也是实施"健康中国"战略需要解决的重要问题。对临终老年人实施安宁疗护对我国健康老龄化有重要意义，是社会发展的必然需求。安宁疗护陪伴长者走完生命的最后一程，为我们的陪同照护工作画上圆满的句号。

学习目标

1. 能够理解安宁疗护理念。
2. 能够理解安宁疗护的服务内涵。
3. 能够理解安宁疗护的心理支持和社会支持。

案例导入

李爷爷，76岁，患肺癌，全身多处淋巴转移、骨转移，左侧肢体轻度水肿，因双侧肩胛区疼痛1年余在家自杀4次未遂。长者家属因无法承担好照护工作而痛苦不堪。后李爷爷入住养老机构，经过照护师的全方位照护，于入住1个月后平静离世。

请思考：

1. 李爷爷应该接受哪种类型的照护？
2. 此类照护的目标是什么？

一、安宁疗护的概念与内涵

（一）安宁疗护的概念

安宁疗护是以临终期长者和家属为中心，以多学科协作模式进行实践，主要内容包括对疼痛及其他症状的控制、舒适照护，以及提供心理、精神、社会支持等。

（二）安宁疗护的理念

安宁疗护的理念为"维护生命，将濒死看作正常过程""不加速也不拖延死亡""控制疼痛及心理精神问题""提供支持系统以帮助家属处理丧事并进行心理抚慰"。安宁疗护并非是放弃对长者的积极救治，也不是给予长者"安乐死"，而是用专业的方法帮助长者，确保其拥有最佳的生活质量，同时帮助长者的家庭能够平静地面对亲人的离世。

（三）安宁疗护的目标

1. 减少长者的痛苦　安宁疗护通过控制各种症状，缓解长者的不适，减少长者的痛苦，提高其生活质量。

2. 维护长者的尊严　尊重长者的文化和习俗需求，在照护的过程中，将长者当作完整的个体，提升长者的尊严感。

3. 帮助长者平静离世　通过与长者及家属沟通交流，了解长者未被满足的需求、人际关系网络及在生命末期想要实现的愿望，并帮助其实现，使长者达到内心平和、精神健康的状态，能平静地离开人世。

4. 减轻丧亲者的负担　通过多学科团队的照护，减轻家属的照护负担；给予丧亲者提供居丧期的帮助和支持，帮助丧亲者度过哀伤阶段。

（四）安宁疗护的服务内涵

1. 全人照护　临终期的老年人在生命最后阶段除了身体上有很多不适症状外，心理上也会产生焦虑、抑郁、伤心等负面情绪，导致长者觉得人生缺乏意义及价值感，感到无力、无助，甚至有轻生的念头。因此，对于临终期的长者，安宁疗护需要提供身体、心理、社会、精神等多方面的全人照顾。

2. 全家照护　临终期的长者走向死亡是整个家庭的大事，在照护长者的过程中，由于照护时间长、缺乏技巧等多方面因素，家属也会出现身体、心理方面的问题，所以我们除了照顾长者外，也要关注到长者家属的身体及心理状况。

3. 全程照护　照护师要为临终期长者提供全程的照护，直到长者离世，同时也包括对长者家属的心理疏导。

4. 全方位照护　对长者提供身体、心理、社会、精神等全方位的照护，个人的力量无法完成安宁疗护的工作，需结合团队合作。

（五）安宁疗护的心理支持和社会支持

1. 心理支持　在得知自己可能不久于人世时，很多老年人可能会产生恐惧、惊慌、悲伤等情绪。照护师应当正确判断出长者的心理状态，通过表情、言语、姿势、行为等方式影响和改变临终期长者的心理状态和行为，解除他们的苦闷及恐惧；同时，通过与长者的交流，了解长者的心理需求和意愿，帮助其缓解情感上的不安、适应临终这个突发事件。合适的心理支持可以提高临终期老年人的生命质量。

2.社会支持　临终期老年人基本脱离了社会交往，人际关系网络发生变化，导致长者可能产生社会支持度不够的感觉。照护师要关心、爱护临终期长者，了解长者的心理需求和变化，做好宣教、解释和沟通。同时，鼓励家属参与照护、及时表达对长者的关心，让长者感受到外界的关心与支持，尽力满足长者的要求和希望，使他们在精神上得到宽慰和安抚，使社会支持陪伴长者直至其离世。

此时，长者在精神上往往希望找到一种信念，如生机、喜乐的源头，有些长者会表示自己来日不多，希望与亲人告别，期望在临终前了却恩怨、得到宽恕与安慰，期待在自己熟悉的环境、在亲人的陪伴与关怀下安然离世。照护师应通过倾听、共情、冥想等精神抚慰方法缓解长者精神上的困扰，包括帮助长者在临终期寻求生命的意义、自我实现、希望与创造、信念与信任、平静与舒适、爱与宽恕等。

 思考题

安宁疗护的理念是什么？

案例导入答题要点

1.李爷爷应该接受哪种类型的照护？

答：李爷爷应该接受安宁疗护。

2.此类照护的目标是什么？

答：

(1)减少长者的痛苦。

(2)维护长者的尊严。

(3)帮助长者平静离世。

(4)减轻丧亲者的负担。

第二节　临终期老年人常见症状照护

症状是指在疾病过程中，机体的一系列功能、代谢和形态结构异常变化所引起的长者主观上的不适、痛苦的异常感觉或某些客观性改变。常见症状有发热、食欲缺乏、恶心、呕吐、咳嗽、咳痰、呼吸困难、疼痛、水肿、腹泻、便秘、尿频、眩晕、皮肤瘙痒、谵妄等。本节主要阐述老年人常见的呼吸困难、水肿、谵妄的照护内容。

学习目标

1. 能够掌握长者呼吸困难的照护方法。
2. 能够掌握长者水肿的照护方法。
3. 能够掌握长者谵妄的照护方法。

案例导入

张奶奶，72岁，患肺癌，全身多发转移，神志清楚，已卧床1月余。今日张奶奶突然情绪激动，自行坐起，胡言乱语，甚至要自行下床。照护师24小时陪伴张奶奶，给予其心理照护及约束措施，并要求家属来陪伴张奶奶。见到家属后，张奶奶情绪稍稳定，但仍有间断胡言乱语的现象。

请思考：

1. 张奶奶可能发生了什么症状？
2. 这一症状会给张奶奶带来哪些危害？

一、呼吸困难的照护

（一）呼吸困难的定义

呼吸困难在呼吸系统疾病中最为常见，是指长者的某种不同强度、不同性质的通气不足、呼吸不畅、呼吸费力及窒息等呼吸不适的主观感觉和体验，伴或不伴呼吸费力表现，如张口呼吸、鼻翼扇动、辅助呼吸肌参与呼吸运动等，也可伴有呼吸频率、深度与节律的改变。

（二）呼吸困难的原因与危害

1. 呼吸困难的原因

（1）治疗相关：肿瘤化疗、放疗引起的肺纤维化会引起呼吸困难。

（2）癌症相关：癌症引起的胸腔积液、大支气管阻塞及肺组织被癌细胞代替、淋巴管炎性癌病、心包积液、肺不张、大量腹水等均会引起呼吸困难。

（3）并发症：慢性阻塞性肺疾病、哮喘、心力衰竭、酸中毒等均会引起呼吸困难。

（4）心理因素：焦虑、抑郁、癔症等均会引起呼吸困难。

2. 呼吸困难的危害　呼吸困难会限制老年人日常生活的一般性活动和社会功能，导致老年人独立性和社会作用丧失，使其产生挫败感、愤怒和抑郁情绪。严重的呼吸困难还可以引起老年人的焦虑、恐慌、无望和濒临死亡的感觉，使长者和家属非常痛苦，严重影响临终期老年人的生活质量。

（三）呼吸困难长者的照护

1. 药物照护　根据医嘱正确选择用药，按照用药的时间、剂量、方法等照护长者正常服药。

2. 病情评估　密切观察长者呼吸频率的改变、节律的改变、深度的改变、影响因素的改变等。濒死期老年人常出现不规则呼吸，有时呈叹息样，须注意观察。

3. 一般照护措施

（1）保持房间环境安静、舒适、温湿度适宜，每天开窗通风。有哮喘的长者房间内应避免放置任何的过敏源，如花粉等。

（2）指导长者穿宽松、舒适、透气的衣服，照护师出、入长者房间应放慢脚步、动作轻柔。

（3）协助长者选择合适的卧位，如患胸腔积液、心包积液、慢性心肺疾病的长者须抬高床头，取半坐卧位或端坐位，提供枕头或床边桌、椅等作为支撑物，帮助长者找到舒适的卧位，增加其舒适感。

（4）根据长者呼吸困难的程度及病情，指导长者合理安排休息时间，在病情允许的情况下，为长者提供拐杖、助步器，协助长者在床边适当走动，提高耐力，将日常用品放置于长者伸手可及的地方，控制耗氧量。

（5）引导长者控制能量消耗，可以通过做手势或写字进行沟通交流，减少长者的能量消耗。

（6）指导长者进食高营养、高蛋白、清淡、易消化的饮食，少食多餐，保持排便通畅。

4. 心理照护

（1）放松疗法：呼吸困难的症状是胸廓活动受限和呼吸肌紧张。在日常的清洁照护、卧位更换过程中，对长者进行身体接触按摩来减轻不适感。具体方法为轻轻按摩长者头部、前胸部、腹部、背部、双上肢，如长者感觉舒适，可以用热毛巾在前胸部和背部进行湿搓。另外，手浴和足浴同样也可以帮助长者放松肌肉，在整个放松的过程中，照护师可以增加与长者的交流。

（2）呼吸辅助法：老年人常因呼吸困难而陷入恐慌，为了更好地呼吸而将注意力集中于吸气，得不到充分的呼气而导致恶性循环。呼吸辅助法是可以帮助长者呼吸的方法。具体方法为将手放在长者胸廓间，使其与长者的呼吸同步，以充分呼气为目标，在长者呼气末用力弯曲肘部，双手紧贴长者胸部，轻柔包住胸廓，将胸廓朝着骨盆的方向向下拉，然后在开始吸气的时候，双手在放松的状态下自然诱导吸气，不要因长者胸廓的扩张而放开手。

5．辅具的应用及呼吸训练

（1）氧疗：根据长者的病情需求，必要的时候可以辅助氧疗。氧疗即吸入氧气，可以改善长者的缺氧状况，推荐每天氧疗15小时，可以减慢肺动脉高压的进展，改善神经、心理状况，甚至改善过早死亡等现象。

（2）物理方法：在病情允许的情况下，可借助步行器支撑长者手臂及协助长者倾身向前来增加换气量，改善呼吸困难。此外，手持小风扇、借助冷风也可以减少呼吸困难的感觉。

（3）呼吸训练：浅呼吸可增加长者的呼吸困难，可指导长者进行缩唇呼吸及腹式呼吸，告知长者尽量保持安静并充分放松心情与身体。缩唇呼吸锻炼用鼻腔吸气，然后缩唇（鼓腮缩唇）利用口腔呼气，呼气过程需缓慢，呼气时间约是吸气时间的2倍；腹式呼吸锻炼时，左、右手分别放在胸前及肋下上腹部，吸气时右手随腹部膨隆抬起，呼气右手时随腹部凹陷，右手给予腹部一定的压力以促进膈肌回复（图7-2-1）。

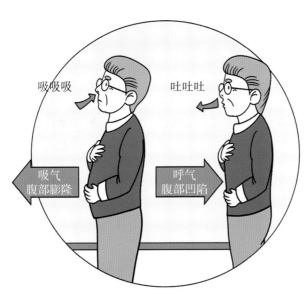

图7-2-1　腹式呼吸

二、水肿的照护

（一）水肿的定义

水肿是指过多液体积聚在组织间隙致使全身或局部皮肤紧张、发亮，原有皮肤皱纹变浅或消失，甚至有液体渗出现象。临终期长者所发生的水肿大致可分为淋巴水肿、非淋巴水肿及混合型水肿。其中，淋巴水肿是指机体某些部位的淋巴回流受阻而引起的水肿，常为继发性；非淋巴水肿是指由于毛细血管壁通透性及血管、组织间流体静压梯度等异常所导致的水肿；混合型水肿常发生于长期慢性水肿波及淋巴系统时，是疾病晚期长者最常见的水肿类型。

（二）水肿的原因与危害

1.水肿的原因

（1）全身性原因：药物因素、低蛋白血症、恶性腹水、贫血、慢性心力衰竭、终末期肾衰竭。

（2）局部性原因：静脉功能不全、静脉梗阻、淋巴管静脉淤滞、淋巴管闭塞/梗阻。

2.水肿的危害

（1）淋巴水肿：可发生在躯体的任何部位，通常好发于一侧肢体及其相连接的躯干部位。

a.伴皮肤紧绷感、肢体沉重感、爆裂感，以及疼痛感等症状。

b.淋巴管扩张、组织充盈增加、皮肤压痕加深、肢体持续性肿胀。

c.水肿严重时可出现肢端畸形、皮肤过度角化、蜂窝织炎，甚至出现液体漏出。

d.当躯干受累时，触诊可发现皮下脂肪增厚；从躯干两侧同时捏起皮肤褶皱时，受累侧难以提起；受累侧常出现明显的内衣压痕；单侧下肢淋巴水肿的长者站立时，其患肢同侧的臀部常大于对侧；女性长者淋巴液体外溢时可出现外阴潮湿。

（2）非淋巴水肿：水肿常为对称性；下肢水肿最为常见，其表现为下肢无力或沉重感、局部不适或明显疼痛、液体渗出、皮肤损伤和感染。多数情况表现为足及足踝周围水肿、直径变大。

（3）混合型水肿：同时具有淋巴水肿和非淋巴水肿的临床表现。

全身水肿长者除上述表现特点外，可因体内液体潴留出现体重增加，伴尿量减少。严重者因心脏前负荷增加，可出现脉搏增快、血压升高，甚至发生急性肺水肿。中量至大量胸腔积液或大量腹水者可因呼吸困难导致运动功能减退。长期持续水肿者可因水肿区组织、细胞营养不良，或者因严重水肿致液体渗出，引起皮肤水疱，易出现皮肤溃疡及继发感染，伤口不易修复。同时，水肿也被认为是形成深静脉血栓的危险因素，可导致机体功能下降，影响日常活动。在疾病晚期，水肿对长者的自尊及身体形象存在负面影响，会导致恐惧等相关心理问题。

（三）水肿长者的照护

1.病史评估

（1）询问水肿发生的起始部位、时间、诱因或原因，以及进展情况，根据表现确定水肿类型。

(2) 询问长者有无尿量减少、头晕、乏力、呼吸困难、心率增快、腹胀等症状。

(3) 详细了解水肿相应治疗情况，所用药物的种类、剂量、用法、疗程及效果；重点监测每天饮食、饮水、钠盐摄入量、输液量、尿量等。

(4) 评估长者有无精神紧张、焦虑、抑郁等不良情绪。

2．身体评估

(1) 轻度水肿：水肿仅发生于眼睑、眶下软组织、胫骨前及踝部皮下组织，指压后可出现组织轻度凹陷，平复较快。

(2) 中度水肿：全身疏松组织均有可见性水肿，指压后可出现明显的或较深的组织凹陷，平复缓慢。

(3) 重度水肿：全身组织严重水肿，身体低垂部皮肤紧张、发亮，甚至可有液体渗出，有时可伴胸腔积液、腹水、鞘膜积液。

3．照护要点

(1) 皮肤照护：保持床褥清洁、柔软、平整、干燥，做好全身皮肤清洁，预防压疮。水肿较重者应注意衣着柔软、宽松，必要时使用气垫床；对于卧床时间较长者，定期协助或指导变换卧位，膝部、踝部、足跟处可垫软枕以减轻局部压力，预防压疮；水肿部位皮肤变薄、易破损，清洗时勿过分用力，避免损伤。使用便器时动作宜轻巧，勿强行推、拉，防止擦伤皮肤。用热水袋保暖时，水温不宜太高，防止烫伤。做好会阴部的清洁，减少二便刺激，保持会阴部皮肤清洁和舒适；及时处理破损皮肤，防止感染。

(2) 体位照护：水肿局限于下肢且无明显呼吸困难时，可抬高双下肢，以增加静脉回流、减轻水肿。当出现明显呼吸困难或胸腔积液、腹水加重时，可给予高枕卧位或半坐卧位。长期肢体水肿可导致患肢感觉障碍，因此，在进行体位照护时要加用护栏，防止坠床。嘱长者下床适当活动，防止下肢感觉障碍，切记避免劳累。

(3) 饮食照护：给予低盐或少盐饮食，限制钠摄入量，以每天 2 ~ 3 g 为宜，告知低盐饮食的重要性。控制液体入量，包括饮食、饮水、服药、输液等以各种形式或途径进入体内的水分。液体入量视水肿程度及尿量而定，结合病情，遵医嘱进行液体管理。根据病情需要提供高热量、高蛋白、高维生素的食物。

(4) 用药照护：遵医嘱在晨间或日间应用利尿药，以避免夜间排尿过频影响长者休息。应用利尿药时，密切观察有无低钾血症、低钠血症、低氯性碱中毒。低钾血症可表现为肌无力、腹胀、肠鸣音减弱、恶心、呕吐及心律失常；低钠血症可表现为无力、恶心、肌痛性痉挛、嗜睡及意识淡漠；低氯性碱中毒可表现为呼吸浅慢、手足抽搐、肌痉挛、烦躁和谵妄；利尿过快、过猛可导致有效血容量不足，出现恶心、直立性低血压、口干、心悸等症状。注意观察药物疗效及不良反应。

(5) 肢体锻炼：临终期长者进行肢体锻炼的原则为维护肢体功能，而非改善肢体功能。可适当进行肿胀肢体的功能锻炼，以增加肌肉的收缩，从而促进潴留液体的回流或吸收。肢体锻炼时可配合打哈欠、伸懒腰和腹式呼吸，有助于排空胸部和腹部潴留的液体；散步和其他肢体锻炼有助于改善外周水肿；各种形式的关节活动可以维持关节功能。严重水肿者每天至少应该进行 2 次被动运动，切记长者活动一定要有人陪伴。

（6）健康教育：告知长者或家属出现水肿与水、钠潴留有关；可长者根据病情合理安排每天食物的含盐量和饮水量；指导长者避免食用腌制食品、罐头食品、啤酒、汽水、味精等含钠丰富的食物，可食用醋和柠檬、新鲜果汁等增进食欲的食物；告知长者可通过正确测量每天出入量、体重等评估水肿的变化。

三、谵妄的照护

（一）谵妄的概述

谵妄是临终期常见的一种精神症状，是一种短暂的（持续数小时或数天）、通常可以恢复的、以认知功能损害和意识水平下降为特征的器质性脑综合征，症状随时间的变化而变化。谵妄常见于严重的躯体疾病，谵妄的发生不仅影响长者的治疗，还影响长者的生活质量。临终期老年人在生命最后几周内出现谵妄的比例可达 85%。

（二）谵妄的原因

谵妄和临终期躁动是由多种原因引起的。临终期长者，尤其是接近生命末期的长者，常存在多种用药和多系统衰竭的复杂情况，这些情况均有可能诱发谵妄（表7-2-1）。

表7-2-1 引起谵妄的原因

药物相关原因	非药物相关原因
阿片类药物	脱水
抗胆碱能制剂	贫血
H$_2$受体阻滞药	感染
抗惊厥药	发热
精神类药物	疼痛
抗帕金森病药	器质性病变：脑转移、颅内压增高
抗组胺药	排泄改变、尿潴留
非甾体抗炎药	粪便嵌塞 / 便秘
呋塞米	情绪变化：恐惧、焦虑、意识混乱
地高辛	环境的原因：过冷、过热、尿床
激素类药物	癌症的治疗：化学治疗（化疗）、放射治疗（放疗）
戒断反应	代谢紊乱：高钙血症、低钠血症、低血糖、肾衰竭、肝衰竭
乙醇	
尼古丁	

（三）谵妄的临床表现

1. 意识障碍 是谵妄最为标志性的症状。表现为对周围环境的认知障碍，包括对时间、人物、地点的定向障碍，注意力不集中，思维无逻辑、不连贯，记忆力（特别是近期记忆）下降。谵妄长者很容易受环境变化的影响而分散注意力，可能因记不住指令而要求对方重复所提出的问题。

2. 知觉障碍 对看到的事物有误解，甚至产生幻觉或错觉。幻觉是谵妄长者经常出现的症状，尤以幻视最为常见，幻视的内容可以从简单的图形、光线、颜色、到无生命的物体、动物、植物、昆虫、猛兽，以及鬼怪神魔等，多生动而逼真。有些长者会出现幻听。谵妄的长者经常会对某些事物进行结构分解，并且产生不连贯的思绪，甚至会出现妄想（如被害妄想），一些长者会伸手去摸拍、与之搏斗反抗、大声叫喊、与之对话或试图逃跑。在这些知觉障碍的影响下，长者多伴有紧张、恐惧等情绪反应，以及相应的兴奋不安、冲动行为，甚至造成外伤或发生意外。

3. 睡眠-觉醒周期紊乱 在谵妄长者中很常见，表现为睡眠减少、睡眠倒错（即白天嗜睡、夜间失眠），甚至彻夜不睡，很多长者还会在夜间失眠时出现躁动不安的表现。当合并意识障碍时，长者可能会发生危险，如坠床、自行拔除胃管或尿管等重要管路。

4. 精神运动障碍 可以是精神运动性兴奋，如出现大喊大叫、冲动攻击等不协调性兴奋，甚至会出现攀爬、毁物、拔管、冲动伤人、自伤等行为；也可以是精神运动性抑制，如出现嗜睡、少语或退缩行为。

5. 谵妄与抑郁、焦虑、痴呆的临床表现比较见表7-2-2。

表7-2-2 谵妄、抑郁、焦虑、痴呆的临床表现比较

症状	幻视	发病进程	失语	意识改变	不稳定的情绪反应	对记忆、判断和思考的影响	睡眠-觉醒周期
抑郁	-	可能急性	-	-	偶尔	-	正常
焦虑	-	可能急性	-	-	++	-	正常
谵妄	++	急性、可逆（生命最后几个小时不可逆）	-	++	+	+	改变
痴呆	-	逐渐发生、进展缓慢、不可逆	+	++	-	+	基本正常

（四）谵妄的危害

1. 谵妄不仅影响长者的生活质量，还会令照顾者承受巨大的压力，陷于身体疲惫、精神痛苦和心理压抑的状态之中，在这种情况下，无论是长者家属或是照护师，都很难了解到长者的真实需求。

2. 谵妄的发作常会影响家属、朋友与临终期长者进行有效沟通，会给亲属造成较大心理影响。使得长者在生命末期无法与亲友进行有意义的情感互动，难以完成自己最后的心愿，不能实现生命最后的"四道"（道谢、道歉、道爱、道别）人生。

3. 在疾病迅速进展时出现谵妄可能更容易加速长者的病情进展，使多系统进一

步衰竭。

（五）谵妄长者的照护

1. 提供适宜环境　保持环境安静、空气流通、温度及湿度适宜、床铺整洁，避免冲突及过度声、光刺激；白天保持房间光线柔和，晚上调暗灯光或给予夜视灯；将长者安排到离照护师近的房间，以便近距离密切观察；照护师说话宜轻声，避免在房间中交谈和讨论病情；可播放轻柔、舒缓的背景音乐，邀请长者信任的亲友给予陪伴、安抚。

2. 促进长者舒适　让长者留在熟悉的环境，时常提醒正确的人物、时间、地点等信息，尽量保持日常的生活作息时间，有助于长者增加安全感和保持稳定情绪；做好基础生活照护；像对待常人一样尊重长者，不可约束或禁锢，甚至捆绑，因为这样会增加长者的激惹程度，并且增加外伤的风险，但如果其他的方法不能有效控制长者的行为，同时长者有自伤或伤人行为，此时可使用适当的躯体约束和活动空间限制，安全地使用护栏。

3. 保障长者安全　由于长者有意识障碍，不能正确判断周围环境，而且受幻觉或错觉影响，长者有可能发生伤人、毁物、自伤或其他意外。因此，须特别防范，最好有专人 24 小时照护。动态评估长者的情况，创造安全的环境，以防长者跌倒或受伤，移除刀具、锐器、玻璃瓷器、绳索、杀虫剂、洗涤剂、化学品等危险物品，不在房间内存放药品，暂时关闭阳台和限制窗户打开的角度，避免长者发生激越行为而引起意外，预防重物撞击和高空坠落。若长者平时佩戴眼镜或助听器，在谵妄时同样可让长者继续佩戴，以帮助他们看清或听清，增加安全感，消除恐慌。

4. 积极管理睡眠　白天尽量不要让长者睡觉，拉开窗帘，适当让阳光照射进房间；晚上则要减少活动与灯光，让长者直观感知昼夜时间变化；夜间灯光应柔和、暗淡，尽量减少人员走动，减少噪音，确保长者睡眠充足，以促进大脑功能恢复，尽量保证正常的睡眠 - 觉醒周期。

5. 心理照护　熟练掌握与长者沟通的技巧，尽量满足其合理要求，避免一切引发激惹因素，稳定长者情绪；认真对待和解决长者恐惧和焦虑的感受，对长者的诉说与提问予以回应和解答，适当共情倾听，耐心安慰、解释；每次遇见长者时均须进行简单的自我介绍（即便数分钟前刚遇见过），以缓解长者的紧张、茫然和心理阻抗。照护师的温柔陪伴及悉心照护十分重要，可以给予长者社会心理、精神和情感上的支持。

6. 其他干预

（1）反复耐心、温和、尊敬地帮助长者恢复定向力。例如，经常提醒长者当前具体时间、所在地点、身边的陪伴者、工作人员的身份和名字等。

（2）将日历、钟表、家庭照片放在长者能看到的地方。

（3）对于思维混乱的长者，协助参加适当的智力游戏和平常喜爱的生活活动，如打扑克、下棋、织毛衣、包饺子等，通过手、脑并用的刺激促进思维混乱的改善。

（4）提供充足、均衡的营养，保证食物的摄入及二便的正常排泄。

（5）少数严重长者在生命的最后几天或最后几小时会出现严重的兴奋躁动、神志错乱情况，会烦躁不安、痛苦异常、呻吟不断，此情形下需要遵医嘱进行末期镇静，但应提前与家属充分沟通并签署知情同意书。

 思考题

1．引起呼吸困难的原因有哪些？

2．水肿的危害有哪些？

案例导入答题要点

1．张奶奶可能发生了什么症状？

答：张奶奶可能发生了谵妄。

2．这一症状会给张奶奶带来哪些危害？

答：

（1）谵妄不仅影响长者的生活质量，还会令照顾者承受巨大的压力，陷于身体疲惫、精神痛苦和心理压抑的状态之中。

（2）谵妄的发作常会影响家属、朋友与临终期长者进行有效沟通，会给亲属造成较大心理影响。使得长者在生命末期无法与亲友进行有意义的情感互动，难以完成自己最后的心愿，不能实现生命最后的"四道（道谢、道歉、道爱、道别）人生"。

（3）在疾病迅速进展时出现谵妄可能更容易加速长者的病情进展，使多系统进一步衰竭。

第三节　安宁疗护中的舒适照护

1. 能够了解舒适照护相关概念及原则。
2. 能够掌握舒适照护的具体实施方法。

案例导入

吴奶奶，78岁，4年前因腰痛发现腹膜后有肿瘤，先后行肿瘤切除手术治疗及多次化学治疗（化疗）。半年前肿瘤再次复发，局部皮肤坏死、破溃，吴奶奶身体每况愈下。吴奶奶对自己的病情非常了解，预感到自己时日不多，拒绝去医院，其子女尊重吴奶奶的选择，每天陪伴在她的身边，并邀请照护师定期上门提供照护服务。吴奶奶在接受了照护师的照护后，有尊严地离世，家人也平静、温情地陪伴了其整个临终过程。

请思考：

1. 吴奶奶最需要什么样的照护？
2. 这种照护的原则是什么？

一、舒适照护概述

（一）舒适照护的目的及意义

舒适照护是一个整体的、个性化的、创造性的、有效的照护模式，其目的是使长者在生理、心理、社会上达到最愉快的状态，或者缩短、降低不愉快的时间及程度。长者在死亡前的6个月因家庭背负沉重的精神、经济负担，加之疾病导致的周身不适、出现难以控制的疼痛及焦虑，生活质量受到严重影响。因此，对于临终期的长者，满足其基本生理需求，解决生理、心理、社会、环境问题是最重要的，目标是保证长者与家庭最好的生命质量，使临终期长者感到身体舒适，得到心理安慰、社会支持及精神慰藉。

（二）舒适照护的概念

舒适照护的概念包括身体舒适、心理安慰、社会支持和心理慰藉4个方面。其中，身体舒适指的是身体最直接的感觉，长者对身体舒适方面的需求是舒适照护中应首要满足的条件之一；心理安慰是指长者的心理感受，包括平和的心态、愉悦的心境等心理状态；社会支持是指家庭、人际关系、就业、学校等多个层面给长者带来的舒适，照护师应帮助长者获得更广泛的社会支持；心理慰藉指的是个人信念或宗教信仰等方面的舒适。

（三）舒适照护的原则

以预防为主，促进舒适；加强观察，积极发现诱因；采取措施，消除不适；照护师与长者建立信任，提供心理支持。

（四）影响老年人舒适的相关因素

1. 生理方面　包括疾病导致的长者身体不适，如疼痛、恶心、咳嗽等；姿势和体位不当导致肌肉和关节疲劳、麻木、疼痛而引起的不适；长者活动受限，如使用约束带、夹板、石膏时可能引起的不适；个人卫生状况不佳，如口臭、皮肤污垢、汗臭、瘙痒、伤口渗液等引起的不适。

2. 心理方面　长者通常担心疾病造成的伤害或不能忍受治疗过程中的痛苦，对疾病的发展及死亡充满恐惧和焦虑，从而引起不适；长者担心得不到家属或照护师的关心与照护，或者在照护活动中身体隐私被暴露，引起不被尊重与重视的感觉，自尊心受到损害等。

3. 社会方面　入住养老机构后生活习惯被改变、作息时间紊乱，长者常感到不适；缺乏支持系统，如与家人隔离、被亲朋好友忽视、缺乏经济支持；长者角色适应不良也易引起不适，如在适应角色的过程中可能出现角色冲突、角色行为缺如等。

4. 环境方面　长者进入一个陌生环境会感到紧张和不安，缺乏安全感；环境不良，如室内空气不新鲜和（或）有异味、噪音过强或干扰过多、温度和（或）湿度不适宜、被褥不洁、床垫软硬不当、光线过强或过暗等，都可能引起长者的不适。

（五）舒适照护的具体实施方法

1. 生理舒适照护

（1）消除或减轻疾病产生的不适症状：疼痛是影响长者舒适最常见也是最严重的因素。除遵医嘱帮助长者正确服药外，同时要注重心理护理，减轻长者心理压力，建立信赖关系，尊重长者对疼痛的反应；组织长者参加活动、听舒缓音乐、深呼吸，进行有节律地按摩以分散注意力。

（2）保持正确、舒适的体位：长者卧位的平衡性与人体的重量、支撑面呈正比，与重心高度呈反比，所以保证长者卧位时支撑面大、重心低、平衡、稳定可使长者感到舒适、轻松。体位姿势要符合人体力学要求，关节处于正常的功能位，体重平均分布到身体各部位；长者的各部位每天均应进行活动，除禁忌外改变体位时应进行全范围的关节运动；更换卧位时注意适当遮挡，保护长者隐私，以促进身心舒适。

（3）帮助长者做好个人清洁：保持皮肤完整；每天予以口腔护理，保持口腔清洁；按时或按需帮助长者洗头、洗澡，保持皮肤干燥、清洁；保持床单位干燥、平整、无渣屑，帮助长者勤更换衣物；避免长者同一部位长期受压，卧床长者至少每2小时翻身一次，必要时使用气垫床、软枕、水球等工具，翻身时避免拖、拉、拽、推等动作，避免人为产生的摩擦力和剪切力，鼓励卧床长者每天进行主动活动，促进血液循环。

（4）保证长者良好的休息、睡眠：创造良好睡眠环境，排除影响睡眠的因素，照护师应走路轻、说话轻、关门轻，各种事情应尽量安排在长者休息前做完；长者入睡时，降低室内光线强度，避免光线直射眼睛；指导长者睡前避免过多饮水，可用温水泡足。

2. 心理舒适照护

（1）建立一个安全、和谐的照护环境：对长者的称呼亦有技巧，可尽量使用长者在社会上或单位上的称呼，如"老师""教授"等，为长者找回被人尊重的自信，也可根据长者的年龄、喜好进行称呼调整。

（2）增强照护师礼仪及业务素质能力：要求照护师仪表端庄、举止优雅、言语得体。亲切的问候、文雅的风姿、轻盈的步伐、敏捷而轻巧的动作都可增加长者的舒适感受。同时，照护师应具有扎实的专业理论知识、掌握娴熟的照护操作技能，以得到长者的信任，增加长者舒适感。

（3）心理护理：照护师应注意与长者进行有效沟通，更多地了解长者个性特征、情绪特点、心理感受等信息，以亲切自然、谦逊温和的态度更好地满足长者被尊重的需要，使他们感到即使疾病缠身，自己的存在仍是有价值的、是被人接纳的，从而激发长者自尊、自强、自信、自我价值得到满足的舒适感。

3. 社会舒适照护　根据长者的身体状况适当安排陪护，满足长者的归属感，长者需要来自家庭亲友的陪伴、鼓励；允许亲友、同事等亲密的人探视，每次最多 2 人，以 15 ~ 30 分钟为宜，以长者的病情为主要谈话内容，使长者在安静环境下得到安慰和鼓励；可在适宜的时间组织长者开联谊会等活动，帮助长者从新的人际关系中获得舒适感。

4. 环境舒适照护　美化环境，使房间清洁、安静、舒适，利用壁柜、床头柜等妥善放置长者的生活用品，保持良好的通风、采光和环境净化；避免长者身处于已被污染或有潮湿、皱褶的床褥上；完善沐浴热水供应设施，保证长者的清洁需要。

 思考题

1. 舒适照护的概念是什么？
2. 影响老年人舒适的相关因素有哪些？

案例导入答题要点

1. 吴奶奶最需要什么样的照护？
答：吴奶奶此时最需要的照护是舒适照护。
2. 这种照护的原则是什么？
答：以预防为主，促进舒适；加强观察，积极发现诱因；采取措施，消除不适；照护师与长者建立信任，提供心里支持。

第四节　居家安宁疗护

学习目标

1. 能够了解居家安宁疗护的意义。
2. 能够了解居家安宁疗护的服务模式。

案例导入

李爷爷，80岁，胃癌晚期，带有胃肠营养管及尿管。在生日当天，李爷爷向照护师及其子女表达了自己想回家的意愿。家属经商议后，决定将李爷爷接回家中，并申请照护师定期上门为李爷爷提供照护服务。李爷爷于1个月后在家中平静、安详地离世。

请思考：

1. 李爷爷需要的是哪种安宁疗护服务模式？
2. 这种安宁疗护服务模式的服务流程是什么？

一、居家安宁疗护的目的

居家安宁疗护是在家庭环境下，为处于生命末期的长者提供症状缓解、促进舒适等照护服务，帮助长者解除生理、心理、社会方面的痛苦，满足长者在家中接受照护和离世的愿望，使其能安详地度过人生的最后阶段，有尊严地辞世。同时帮助家属缓解失去亲人的痛苦，积极面对生活，最终提高长者及家属在各阶段（从疾病确诊到居丧整个过程的各阶段）的生活质量。

二、居家安宁疗护的意义

1. 体现医学的进步、社会文明的发展及对生命尊严和价值的重视。
2. 在熟悉的家庭环境中为长者提供安宁照护服务。临终期长者常伴有较多的躯体不适症状，伴随焦虑、恐惧、绝望、抑郁等心理障碍，长者在安全、熟悉的家庭环境中更容易接受疼痛等不适症状缓解，以及舒适照护、心理疏导等服务，居家安宁疗护将有助于减轻长者躯体不适症状、缓解心理压力、改善长者日常生活自理能力、提高生活质量。

3．长者在熟悉的环境中能够维持常态的生活。对于临终期长者来说，家是自己最热爱和熟悉的环境。有了居家安宁疗护服务，亲人们可以轮流照顾长者，邻居、友人方便探视、慰问，可减少长者患病期间的孤独、无助、失落感等，让长者获得更多的安慰与力量，长者带着温暖的亲情和关怀，平静、安详地离开这个世界，得到"善终"。

4．在家中送别亲人可以进一步升华长者与家属的关系。以前的误会、隔阂如果可以在亲人离世之前消除，以前没能说出口的爱意与关怀如果可以及时表达，不仅能令临终者安心离去，更可令生者放下心结。这种"善别"对于临终期长者和家属的心理健康都具有重要意义。

5．长者在家中离世的过程对于家属来说是一场最好的生死教育课程。当亲人离世时，人们总是怀念他对家庭和社会做出的贡献，肯定其人生的价值和意义。活着的人将更加珍惜生命，努力实现生命的价值。另外，居家安宁疗护服务可以为逝者家属提供哀伤疏导，帮助家属缓解失去亲人的痛苦，接受"善生"的观念。

6．长者在家中接受安宁疗护服务既可以保持照护的连续性、缓解医院床位紧张状况，又可以减少医疗费用支出，这有利于优化医疗资源配置、节约国家卫生费用支出。

三、居家安宁疗护的服务模式

（一）服务对象

愿意接受居家安宁疗护的临终期长者。

（二）服务原则

以临终期长者及其家属为中心，为其提供"全人、全家、全程、全方位"的照护服务。

（三）服务方式

1．居家探访。

2．电话或互联网咨询。

（四）服务流程

1．居家探访服务流程　首次居家探访者由安宁疗护团队登记后到长者家中进行探访，根据长者及其家属的情况和存在问题制订居家安宁疗护方案，根据方案提供居家安宁疗护服务，定期进行包括身体、心理、社会等方面的复诊，并详细记录。

2．电话或互联网咨询服务流程

（1）对复诊长者应定期进行电话或互联网咨询，了解长者及家属的情况。

（2）电话或互联网咨询的内容丰富，包括症状的处理指导、舒适护理指导、对家属的哀伤疏导，以及社会、心理支持方面的电话指导。

（五）服务内容

1．评估家庭环境，创造适宜的休养环境，提供预防跌倒等居家安全指导。

2．指导缓解长者躯体不适症状的方法、提供舒适照护，为长者提供生理、心理、社会上的支持。

3. 对各种管路，如尿管、胃管、引流管等的护理提供指导和帮助。

4. 进行药物管理，指导长者遵医嘱服用药物的方法。

5. 进行日常生活照护，指导家属进行床上皮肤清洁、口腔清洁、翻身、更换卧位、饮食照护、扣背排痰等的方法。

6. 给予社会支持，可根据家属的需求定期开展家属团体活动，主题包括长者照护、沟通、经验交流、压力舒缓、爱的表达、精神照护等，使家属获得照护长者生理、心理的方法，提升家属的照护能力，舒缓其焦虑。

7. 告知家属濒死前表现、遗体处理须知并进行哀伤疏导。指导家属识别死亡前征兆，做好长者死亡的准备。尊重逝者的意愿和当地习俗，做好尸体料理，做好办理丧葬手续、联系殡仪馆等事务。对家属的哀伤程度进行评估，根据需要提供电话访问，或者以面对面交流的方式对家属进行哀伤疏导。

 思考题

居家安宁疗护服务的具体内容包括哪些？

案例导入答题要点

1. 李爷爷需要的是哪种安宁疗护服务模式？

答：李爷爷需要的是居家安宁疗护服务模式。

2. 这种安宁疗护服务模式的服务流程是什么？

答：首次居家探访者由安宁疗护团队登记后到长者家中进行探访，根据长者及其家属的情况和存在问题制订居家安宁疗护方案，根据方案提供居家安宁疗护服务，定期进行包括身体、心理、社会等方面的复诊，并详细记录。

第五节 居丧者照护

学习目标

1. 能够掌握对急性悲伤期居丧者的照护。
2. 能够掌握对正常悲伤期居丧者的照护。

案例导入

李女士，39岁，因工作原因久居国外，此次因母亲突然病重，回国照顾母亲，3周后母亲离世。李女士很伤心，内心充满愧疚，觉得自己没能好好陪伴母亲，照顾母亲的时间太短，没有尽到孝道。

请思考：

1. 照护师可以为李女士提供什么服务？
2. 服务过程中应注意什么？

一、悲伤概述

本节"悲伤"是指所爱之人去世后随之而来的悲哀和痛苦反应。悲伤期是一个过渡的过程，人们通过这一过程逐渐接受失去亲人的事实，并找到在没有逝者时继续生活的方法。悲伤不仅是一种情感体验，有时也有行为的、认知的、躯体的、社会的和心灵方面的体验。因此，我们要帮助居丧者度过悲伤期，尽快走出"悲伤"的状态。

二、急性悲伤期居丧者的照护原则与方法

有些家属可能会因过度悲伤发生晕厥、心脑血管意外等情况，因此，提前评估家属的健康状况是必要的。当长者离世时，照护师应首先将处于急性悲伤期的家属安排到安静的房间，具体照护方法如下。

1. 陪伴和抚慰 陪伴和抚慰是对居丧者最好的支持，一个紧紧的拥抱可能比任何语言都有用。如果居丧者身边有一个能够"倾诉的人"可能会有很大帮助。不要对居丧者所表达的情感作任何评判，家属的倾诉和啼哭都是释放情绪的方法，不要告诉他们控制自己的情感或要求他们坚强、勇敢。居丧者表现出来的由丧失引发的各种激烈情绪和消极想法可能不是我们希望看到的，但在居丧者的世界里都是合乎

情理的。

2. 尊重长者或其家属的习俗和意愿进行尸体料理　有的长者会交代自己身后事的安排，如财产分割、葬礼仪式的方式、墓地的选择等，照护师应引导家属了解长者的想法，并按照他们的意愿做准备，这样才会不留遗憾。如果居丧者已经按长者的意愿解决了所有的事情，就会感到安心，也容易接受亲人离世的事实，从而更好地应对悲伤。

三、正常悲伤期居丧者的照护原则与方法

丧亲以后，居丧者会表现出一系列悲伤的表现，如果居丧者正常的悲伤被压抑或被阻止，可能在无法控制的状况下出现难以处理的复杂悲伤。因此，照护师首先应理解悲伤的表现形式和程度各不相同，阶段也不尽相同。例如，有的居丧者可能会出现一些寻找行为，希望回到熟悉的场所重新体会与逝者生前共同度过的时光。这时，照护师应尽量满足居丧者的要求，调动居丧者自我疗愈的能力，使其能够面对和处理生命中的问题，与逝者进行一场真正的告别。照护时需要注意以下几点：

1. 失去亲人后的几天，居丧者经历着悲伤和痛苦，痛苦的程度和表达方式各不相同，照护师应能够识别正常的悲伤反应。

2. 照护师应鼓励居丧者充分表达感情和感受，而不是只说"节哀、保重"。

3. 照护师可以恰当地应用非语言沟通技巧，陪伴、倾听和鼓励居丧者表达悲伤，以同理心回应他的情绪反应，引导其面对生活、释放内心压抑情绪、走出悲伤。

四、居丧期随访支持

1. 照护师应提前评估居丧者发生居丧不良结局的风险，根据居丧不良结局风险情况探索、实施最合适的随访模式，这样既能让居丧期随访发挥作用，又能实现资源的合理使用。

2. 居丧期辅导的主要形式包括个体辅导、在线支持、家庭哀悼等，但不仅限于此，照护师可结合支持性资源采取不同的形式对居丧者进行悲伤支持和辅导。

3. 在居丧者特殊的日子里（如逝者的生日、忌日及某些特殊的节日等），居丧者会格外思念自己亡故的亲人，应提供主动随访，表达关心和支持。当有人记得特殊的日子，并不惜时间与自己联系，聆听他的生命故事和逝者对自己的影响时，居丧者会认为这是真正的支持。这些特殊日子照护师的主动随访尤为重要。

4. 鼓励居丧者参与社会活动，通过与朋友、同事一起看电影、听音乐、聊天等抒发内心的情感，获得心理的抚慰，使居丧者尽早从悲伤中解脱出来，把感情投入到另一种关系中，逐步与他人建立新的人际关系。在居丧者重新投入到新生活的过程中，需要自信也需要他人的鼓励和支持。

5. 鼓励居丧者参与到有组织的支持团体中去，分享彼此的故事，彼此交流感受。通过一些分享活动，促使居丧者悲伤体验正常化，减轻痛苦，帮助居丧者从对逝者的感情依恋中解脱出来，恢复正常情绪。

案例导入答题要点

1. 照护师可以为李女士提供什么服务?

答:照护师可以为李女士提供居丧者照护服务。

2. 服务过程中应注意什么?

答:

(1) 照护师应鼓励李女士充分表达感情和感受,而不是只说"节哀、保重"。

(2) 可以恰当地应用非语言沟通技巧,陪伴、倾听和鼓励李女士表达悲伤,以同理心回应他的情绪反应,引导李女士面对生活、释放内心压抑情绪、走出悲伤情绪。

第六节 直面死亡

学习目标

能够掌握对临终期长者及其家属进行生死教育的方式及途径。

案例导入

张奶奶，66岁，卵巢癌伴骨转移。近期病情加重，疼痛控制效果欠佳，出现明显乏力、食欲缺乏，已不能下床活动。张奶奶对照护师说："昨天晚上我做了一个梦，梦见我进入了一个黑暗的地道，很像传说中的死亡之地，我觉得我的时间不多了"。

请思考：

1. 张奶奶说这些话的目的可能是什么？

2. 照护师在接下来的谈话中可以通过哪些语言来引导张奶奶表达出她的真实想法和意愿？

受传统观念影响，死亡对于中国人而言一直是个比较忌讳的话题。中国人对死亡有着深深的悲哀和恐惧，死亡就意味着世俗生命之乐的彻底破灭，这对于重视现实的中国人来说无疑是沉重的打击，中国人往往把死亡当作是对人的一种惩罚，从而对死亡这种惩罚采取回避的态度。而西方对死亡采取的是一种直面的态度。海德格尔认为人是向死而生的，在人的生活中，死亡是一个"不可能的可能性"，即当人意识到自己是会死的，他就有了生活的目标，就能对自己的一生加以筹划，有死亡的一生才是完整的人生，如果没有死亡的话也就没有所谓的一生了。故应正确看待生与死，去探索生命的意义，对自己的人生做出理性的规划。

一、对临终期长者及其家属的生死教育

（一）选择适当的时机和方式进行交流

要选择适当的时机、利用适当的方式在双方建立相互信任的基础上进行交流。

（二）尊重长者权利、设身处地地为长者考虑

对长者与自己不同的死亡观念及言行不妄加评断，不勉强临终期长者谈"死亡"，态度要诚实。

（三）对家属进行死亡教育

使家属接受长者必须面对死亡的事实，让家属能够认识到死亡是人生命中的一个组成部分，积极做好各方面的配合并建立充足的心理准备。

（四）在与临终期长者进行交谈时尽量少用"死"或"死亡"字眼

如果长者或家属主动提及，则就是合适的谈论"死亡"的时机，如长者说"我感觉我的病情加重了，有不好的感觉""我感觉我的时间可能不多了""我最近经常梦到我死去的父亲或母亲"。当长者愿意说的时候一定要鼓励他 / 她多讲一点，用如"您怕不怕啊？""您今后有什么打算？""您今后有什么想法？"这样的语句，顺势引导。

（五）引导长者进行人生回顾

回顾一些重要事件或回忆与所爱的人的难忘事件，回顾整个患病经历，让长者多些对自己的欣赏，提升长者自我价值，品味人生过程、整合人生，使其感到不枉此生。

（六）启发长者思考人生意义

在人生中做好自己认为最重要的角色、投入自己醉心的事和工作、为自己所爱的人做些付出、融入大自然去旅行、绽放生命潜能去渡过难关等，认识苦难的意义，都为生命和死亡赋予了意义。

（七）讨论照护计划

充分尊重长者的知情权和决策权，在适当的时机引导长者及其家属商量照护计划，让长者参与决策，真正提高生命的质量。

（八）协助履行"四道人生"

引导长者及其家属、朋友、同事相互道谢、道歉、道爱、道别，彼此交流、分享。通过感恩、宽恕和祝福等方式使亲友陪长者度过人生中的最后时光，鼓励为长者举行告别会，感恩生命中的一切。

（九）妥善指导预备后事

为死亡做妥善的预备可减少家人事到临头的手足无措，甚至产生伤害、纷争的情况。从长者最放心不下的人和事开始，引导长者交代未完的事宜，尽早完成自己的心愿。例如，引导长者"您还有什么事情需要告诉家人吗？""您还有什么放心不下的吗？""您想怎么安排您的身后事？"……引导长者及其家属妥善预备后事，从容应对死亡。

案例导入答题要点

1. 张奶奶说这些话的目的可能是什么？

答：张奶奶可能希望有人能够跟她一起探讨关于她的病情和关于死亡的话题，或者是想交代后事。

2. 照护师在接下来的谈话中可以通过哪些语言来引导张奶奶表达出她的真实想法和意愿?

答:

(1) 您为什么会这么说呢?

(2) 您愿意跟我谈谈您的感受吗?

(3) 您今后有什么想法?

(4) 您还有什么事情需要告诉家人吗?

(5) 您还有什么放心不下的吗?

(高　爽)

参考文献

[1] 孙鹃娟，田佳音．新健康老龄化视域下的中国医养结合政策分析．中国体育科技，2020，56（09）：58-65.

[2] 孟颖颖．我国"医养结合"养老模式发展的难点及解决策略．经济纵横，2016（7）：98-102.

[3] 向平萍，尹广文．"医养结合"难在哪，如何走得更好．人民论坛，2017（9）：2.

[4] 索比·泰维尔，玛丽·库古勒，侯元丽，等．重温《学习，内在的财富》——评估1996年德洛尔报告的影响．世界教育信息，2014（15）：8-10.

[5] 段萱，徐国英．医养结合照护师实务培训（初级）．北京：北京大学医学出版社，2017.

[6] 冯晓丽，王华丽．老年心理辅导师实务培训．北京：北京大学医学出版社，2015.

[7] 许淑莲，申继亮．成人发展心理学．北京：人民教育出版社，2006.

[8] 黄文华．人体解剖学．4版．北京：人民卫生出版社，2018.

[9] 葛均波，徐永健，王辰．内科学．9版．北京：人民卫生出版社，2018.

[10] 张树基，罗明绮．内科症状鉴别诊断学．3版．北京：科学出版社，2011.

[11] 万学红，卢雪峰．诊断学．9版．北京：人民卫生出版社，2018.

[12] 杨宝峰，陈建国．药理学．9版．北京：人民卫生出版社，2018.

[13] 姜远英，文爱东．临床药物治疗学．4版．北京：人民卫生出版社，2016.

[14] 李俊．临床药理学．6版．北京：人民卫生出版社，2018.

[15] 郑洁皎，俞卓伟．老年康复．北京：人民卫生出版社，2019.

[16] 孙丽欣，刘玉锦，姜旭，等．老龄化背景下安宁疗护在老年临终患者中应用的研究现况．国际护理学杂志，2020，39（23）：4.

[17] 段萱，徐国英．医养结合照护师实务培训（中级）．北京：北京大学医学出版社，2020.

[18] 谌永毅，刘翔宇．安宁疗护专科护理．北京：人民卫生出版社，2020.

[19] Robert Twycross. 引领姑息关怀——导航安宁疗护．李金祥，译．北京：人民卫生出版社，2017.

[20] 顾奎琴．现代营养知识全书．北京：现代出版社，1997.

[21] 陈仁惇．现代临床营养学．北京：人民军医出版社，1996.

[22] 韦军民．老年临床营养学．北京：人民卫生出版社，2011.

[23] Barbara A Bowman, Robert M. Russell. 现代营养学 . 9 版 . 荫士安，汪之顼，王茵，译 . 北京：人民卫生出版社，2008.

[24] 蔡东联，史琳娜 . 临床营养学 . 北京：人民军医出版社，2004.

[25] 王伟，吴菁 . 突发公共卫生事件医院管理实践 . 北京：人民卫生出版社，2020.

[26] 利平科特 . 老年专业照护 . 程云，译 . 上海：世界图书出版公司，2016.

[27] 王军，王虹峥，杨莘 . 失智老人照护师 . 北京：北京出版社，2017.

[28] 宋剑勇，李怡然 . 养老机构运营与管理 . 北京：中国社会出版社，2016.